MEMOIRES

AUTHENTIQUES

D'UNE

SAGE-FEMME,

PAR

Mme ALEXANDRINE JULLEMIER,

SAGE-FEMME DE LA FACULTÉ DE PARIS.

Ici les esquisses sont toujours des portraits.

—

J'ai voulu soulever quelques replis mobiles et changeans du cœur humain.

—

I claim the indulgence due to a female who seeks not celebrity, but to warn the unsuspecting of her sex from placing too much confidenee in undeserving men.

DEUXIÈME ÉDITION.

VOL. 2e

Paris,

DUMONT, LIBRAIRE-EDITEUR,

Palais-Royal, 88.

BONNAIRE, Boulevard Poissonnière, 20. | DELAUNAY, Palais-Royal, galerie de Valois.

L'AUTEUR, RUE BLEUE, 19.

—

1835.

MÉMOIRES AUTHENTIQUES

D'UNE

SAGE-FEMME.

Imprimerie de P. BAUDOUIN,
rue Mignon, n. 2.

MEMOIRES

AUTHENTIQUES

D'UNE

SAGE-FEMME,

PAR

MME ALEXANDRINE JULLEMIER,

SAGE-FEMME DE LA FACULTÉ DE PARIS.

Ici les esquisses sont toujours des portraits.

—

J'ai voulu soulever quelques replis mobiles et changeans du cœur humain.

—

I claim the indulgence due to a female who seeks not celebrity, but to warn the unsuspecting of her sex from placing too much confidence in undeserving men.

DEUXIÈME ÉDITION.

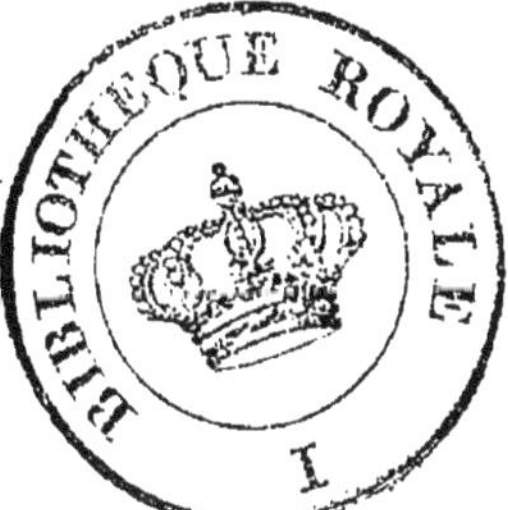

VOL. 2e.

Paris,

DUMONT, LIBRAIRE-EDITEUR,

Palais-Royal, 88.

BONNAIRE,
Boulevard Poissonnière, 20.

DELAUNAY,
Palais-Royal, galerie de Valois.

L'AUTEUR, RUE BLEUE, 19.

—

1835.

SCÈNES DE VOYAGE.

L'aimable commissaire. — Rouen, le Havre, Dieppe. — Les bains de mer.

Dans le courant de l'année 1829, M. Duroche si bénévolement associé aux chances de ma fortune, conservait encore le souvenir de son modeste début. Il sentait vivement, il m'exprimait de même une reconnaissance doublement équitable envers une bienfaitrice prodigue d'élémens de richesse et d'attachement.

Vous connaissez les amans : tout ce qui les isole de la foule, tout ce qui les fait vivre de l'un à l'autre, si je puis m'exprimer ainsi, plaît à leur imagination. Dans les villes, au sein des sociétés bruyantes, leur tendresse est trop distraite : ces égards, ces bienséances dont il faut s'imposer le devoir sont autant de vols faits au sentiment exclusif qui les anime..... Rien d'égoïste comme l'amour : il veut que tout se rapporte à lui. C'est pour cela qu'il se plaît tant au milieu d'une nature champêtre; là, tout parle son langage ou s'harmonise avec lui : la biche des forêts et le rossignol du bosquet enseignent à aimer; les arbres et les fleurs semblent étendre leur feuillage, courber leur tige pour couvrir, pour caresser ceux qui aiment; le ruisseau qui serpente dans la prairie, sous les saules favoris des amours, semblent eux-mêmes murmurer la tendresse. Ces influences, ces exemples, nous les avions déjà cherchés dans un voyage que nous venions de faire à Nantes, à travers cette belle, cette majestueuse Touraine, dont les sites parlent tour à tour à l'ame et à l'imagination. L'occasion d'un nouveau voyage se présentait, nous la saisîmes, pleins que nous étions encore des souvenirs délicieux du premier.

Un de nos correspondans, pharmacien à Rouen, que nous avions reçu plusieurs fois à Paris, nous invitait avec instance à faire un voyage en Normandie. Il avait, nous disait-il, fait bâtir une jolie maison sur le boulevard Cauchoise, où nous trouverions un appartement d'ami, qui nous était exclusivement destiné, et qui n'attendait plus que nous. Malgré nos nombreuses occupations, nous nous décidâmes à faire cette excursion.

Nous arrivâmes à Rouen vers neuf heures du matin ; M. Beau...., notre correspondant, était déjà absent quand nous descendîmes chez lui : ses domestiques nous dirent qu'il était à sa petite maison de campagne dans un faubourg de Rouen, et qu'ils allaient le faire prévenir de notre arrivée. En attendant, on nous montra notre appartement, où rien ne manquait de ce qui constitue le luxe et même l'opulence. On servit ensuite un ample déjeuner; puis nous nous reposâmes. M. Beau.... ne rentra que vers deux heures ; nous avions été seuls toute la matinée, seuls, dans un lieu où nous n'avions pas encore aimé : notre commune pensée fut, je crois, qu'il ne s'était pas fait attendre. Le Rouennais se répandit en excuses, que nous acceptâmes gaîment lorsqu'il nous eut appris à l'oreille qu'il était amoureux. « C'est une aventure que je veux vous confier, nous dit-il ; vous me donnerez des conseils : j'en ai besoin ; l'amour nous fourvoie presque toujours dans des intrigues diaboliques, et je ne suis pas sans inquiétude. Ecoutez.

« J'avais, il y a quelques mois, pour locataires deux époux, chez lesquels la tendresse conjugale paraissait descendue depuis long-temps à la plus basse température ; elle menaçait même de passer à la tempête. Mes voisins s'étaient retirés, depuis peu, du commerce, en arrangeant, tant bien que mal, de mauvaises affaires. Comme de coutume, le désordre de la maison, selon le mari, venait de la dame ; selon celle-ci, son mari devait seul s'attribuer le malheur commun. De sorte que le coupable et la victime étaient, dans tout ceci, fort difficiles à reconnaître; et je pensais, à part moi, que chacun des plaignans pouvait, en toute assurance, s'imposer une bonne émission de *mea culpa*. La suite va vous le prouver.

« Ma locataire entrait souvent dans ma chambre, me contait ses chagrins domestiques, se plaignait des dissipations de son mari, se récriait sur les mauvais traitemens qu'il lui faisait subir, et paraissait tout à fait décidée à le quitter. Une femme jolie, malheureuse, qui se plaint de son mari, manque rarement de consolateurs : *Quand par hasard un saint nous veut du mal, on peut souvent être aidé par un autre*. Le malheur de ma locataire m'intéressa ; je lui louai une petite maison de campagne, aux portes de la ville, où elle alla s'instaler, déguisée en homme. Le mari, fâché de son départ, passait une partie de son temps à la chercher, et las, chaque soir, d'une investigation infructueuse, il venait aussi me conter ses peines.

Voyez pourtant la singulière situation! confident et complice de madame, un jour il fallait me composer un visage d'amant, et m'arranger le lendemain une physionomie d'ami, à l'usage de monsieur. Vous ne vous faites pas d'idée combien un rôle à tiroir de ce genre est difficle et fatigant.

« Long-temps le pauvre homme, bénévole et confiant, me raconta ses mésaventures conjugales, ignorant que j'en étais en partie l'auteur. Mais amour et prudence, comme on le sait, se rencontrent rarement sous le même toit. Tous les jours je faisais porter à ma petite maison des champs des provisions à la recluse; moi-même je me rendais auprès d'elle à peu près tous les soirs, et dans ces allées et venues, le mystère ne se montrait pas toujours adroit. Bref, tant de courses me rendirent suspect au mari; il me fit observer; sans doute je fus suivi dans mes excursions amoureuses: l'époux trahi eut la certitude de l'être.

« Un matin que, par bonheur, je m'étais levé plus tôt que de coutume, je vis que notre maison était cernée par des hommes de fort mauvaise mine. Je me doutai d'abord du motif de ce blocus, et je courus en avertir ma maîtresse.

— Mon Dieu! s'écria-t-elle, seraient-ce des voleurs ?

— Plût à Dieu! répondis-je avec le ton de l'inquiétude : je suis armé ici, je soutiendrais un siége contre ces bandits ; mais je crains d'être moi-même le voleur.

— Comment cela? demanda ma belle avec surprise.

— Selon toutes les probabilités, ceux qui cernent la maison sont les émissaires de ton mari, et sont un peu moins simples que lui.

« A peine avais-je fait cette réflexion qu'ayant vu entrer mon locataire, accompagné d'un commissaire de police, je courus à une autre extrémité de la maison, et me mis à écrire. Un mari qui trouve sa femme à quatre heures du matin chez un jeune homme est peu enclin aux mesures conciliatrices. Celui-ci requit le magistrat de nous faire arrêter sur l'heure.

— Un instant, monsieur, répondit le commissaire, qui me vit entrer, une plume à la main, dans la chambre envahie, je suis l'agent de la loi, non celui de votre colère, et mon devoir veut que j'agisse avec les égards dus au droit des gens.

— Quoi! s'écria notre adversaire avec l'accent de la fureur, vous ménagez ces infâmes, lorsque l'adultère est avéré, patent, indubitable.

— Vous vous trompez, monsieur, répliqua l'officier public : je ne trouve point ici le degré de conviction nécessaire pour sévir avec vigueur.

— Ah! pour le coup, voilà qui est trop fort: faut-il donc, pour vous convaincre, que les coupables soient surpris dans une situation?...

— Oui, monsieur, repartit le commissaire; l'organe des lois ne doit voir le crime qu'à ce degré de démonstration.

— Beaux préceptes d'ordre public! s'écria

mon locataire en écumant de rage, et c'était bien la peine de donner un œil pour insigne aux agens de la police.

—Oui, monsieur, dit avec calme l'honnête commissaire; l'allégorie est juste; mais ce n'est pas l'œil de la jalousie qui doit nous éclairer.

«Le magistrat conciliateur, voyant que nous ne faisions aucune résistance, envoya chercher une voiture, et au lieu de nous conduire en prison, comme l'irascible époux s'en flattait, il nous mena chez lui, et se prit à remontrer à son client qu'il avait conçu des soupçons avec une extrême précipitation. « Les apparences les plus claires, disait-il, sont souvent trompeuses, et dans cette circonstance nous n'en avons que de fort obscures. Il y a plus, on pourrait même les invoquer en faveur des accusés; car la preuve que M. Beau.... n'habitait point avec madame votre épouse, c'est que nous l'avons trouvé debout à quatre heures du matin, occupé à écrire dans une pièce éloignée de celle où cette dame était couchée... Vous avez beau dire, ceci ne constitue nullement le flagrant délit... Tous les tribunaux du monde vous condamneraient, car l'adultère ne peut être constaté que *per tactum et tactu*..... c'est un principe de jurisprudence invariable. Epoux, continua le commissaire en forme de péroraison, rentrez donc au bercail du ménage; oubliez vos griefs réciproques, et vivez désormais en bonne intelligence... Je conçois à merveille qu'après ce qui vient de se passer, vous ne pouvez conserver votre domicile dans la maison de M. Beau.... La méchanceté publique croit aisément le mal, et condamne volontiers sans preuves. Précisément il se trouve un appartement à louer dans ma maison; je vous l'offre : acceptez-le, et si quelque nuage troublait encore la sérénité de votre vie domestique, vous aurez toujours en moi un arbitre, un amiable compositeur, disposé à rétablir la paix entre vous. Croyez-moi, mes enfans, ajouta l'excellent commissaire rouennais, évitez le scandale : il ne fait vivre que la malice, et tue la réputation plus sûrement que le vice lui-même. »

«Ce dernier argument acheva sans doute de convaincre mon locataire, qui, après tout, est un homme de sens. Il tendit la main à sa femme; elle pleura comme toute dame bien apprise doit le faire en pareille occurrence, et ce couple fut réconcilié. Dès le lendemain, mes deux locataires devinrent ceux du commissaire; ils habitent encore sa maison, et je n'entends plus parler d'eux. Cependant, poursuivit notre correspondant, je crains toujours que cette affaire n'ait quelque fâcheux reliquat. Je redoute peu, il est vrai, les réminiscences jalouses du mari, que je saurais bien mettre à la raison; mais la petite femme a une tête du diable... S'il allait survenir en elle un ressouvenir d'amour, j'aurais peine à m'échapper de ses lacs. Conseillez-moi donc un peu: que dois-je faire pour que les choses en restent là, et pour reconquérir décidément ma tranquillité?

—Le moyen est simple, répondis-je: oubliez cette dame afin qu'elle vous oublie; je connais mon sexe, il est rare qu'il se prenne à remuer les cendres d'un amour qu'il croit éteint entièrement... Mais, de grâce, faites quelque politesse généreuse au bon commissaire; il vous a véritablement servi en enfant gâté de la fortune.

— Vous riez, ma belle dame, répondit M. Beau....; mais, en vérité, je ne me crois pas entièrement sorti de ce mauvais pas.

— Terreur panique, dis-je encore plus gaîment... Mon cher hôte, ajoutai-je aussitôt, j'ai un service à vous demander : il faut que vous nous fassiez connaître l'honorable magistrat dont vous avez eu tant à vous louer.

— Mon assistance vous est inutile en ceci, me dit notre correspondant, quoique d'ailleurs je sois prêt à recevoir vos ordres en tout ce qu'il vous plaira de me commander. Mais Rouen est une cité curieuse, et M. le commissaire, cicérone obligeant, vous fera très volontiers les honneurs de sa ville. Adressez-vous en toute sûreté à lui. »

C'est ce que nous fîmes, et nous trouvâmes en effet l'aimable commissaire on ne peut mieux disposé à seconder notre curiosité. Il vint nous rendre la visite que nous lui avions faite, et nous proposa de voir les monumens historiques, qui sont nombreux à Rouen. Or, au moment de partir, il nous arriva une aventure digne de la scène des Variétés, et qui doit trouver place ici. Le quartinier courtois avait envoyé chercher une voiture de place pour faire notre tournée ; ce fiacre fut bientôt à la porte. J'étais descendue la première, et comme en m'ouvrant sa portière, le cocher vit que j'étais mise avec quelque élégance, il conçut l'espoir d'une spéculation.

—Combien de personnes madame a-t-elle à conduire? me demanda-t-il avec cette politesse de cocher de fiacre, qui rarement est persistante.

— Nous sommes en tout quatre, répondis-je en montant.

— Pour lors, il faut prendre deux voitures : quand on est riche comme vous paraissez l'être, on doit faire gagner le pauvre monde.

— Que dis-tu là ? demanda le commissaire,

qui avait entendu les dernières paroles du cocher.

— Je dis, notre bourgeois, que puisqu'il y a quatre personnes riches à conduire, c'est pas trop de deux voitures...l'opulence, ça veut avoir les coudées franches.

—Allons, marche, et tais-toi, répliqua l'officier public.

— Marcher, pas pour le quart d'heure, notre bourgeois, ça s'peut pas... J'aime mieux vous conduire chez M. le commissaire... Et le pauvre homme nomma la personne même qui lui parlait...

— Ecoute, mon garçon, je ne te conseille pas de faire cette démarche; tu pourrais t'en repentir.

— Bah! il est bon là le bourgeois... Eh ben! tout de même, je ne marche pas... dame! c'est que ça y est... On a été, voyez-vous, troupier du temps de l'autre... » Et le cocher porta le dos de la main à son chapeau ciré...

— Tu le veux, repartit le magistrat avec un

calme imperturbable, conduis-nous donc chez le commissaire. »

Le cocher monta sur son siége, et nous voilà partis. Vous devez penser que, durant le trajet, nous nous amusâmes beaucoup de l'étrange méprise de ce phaéton mal inspiré, qui, le plus bénévolement du monde, allait, comme on dit, de lui-même, se brûler à la chandelle. Lorsque nous fûmes arrivés chez le commissaire, celui-ci descendit de voiture et monta à son cabinet. Nous le suivîmes; notre cocher, le chapeau à la main, vint après nous. L'obligeant cicérone était entré un moment dans une pièce voisine de son bureau; que devint son justiciable en voyant reparaître, ceint de la redoutable écharpe, le personnage qu'il venait d'amener devant le commissaire, c'est-à-dire devant lui-même !

— Par exemple ! murmura le pauvre diable stupéfié, en voilà z'une sévère... allons, enfoncé comme un conscrit...

— Tu vas déposer ton livret, lui dit l'officier public...

— C'est juste, mon commissaire, y a pas à se revêcher contre l'autorité ; v'là le chiffon de livret.

— Maintenant, tu vas retourner chez ton maître, et lui dire, de ma part, de nous envoyer un autre cocher.

— Tout de suite, mon commissaire... Quoique ça c'est dur, pour un ancien, d'être mis à pied comme une canaille... Mais respect aux chefs... Et dans tout ça pas un coquin de pousse-caillou ou de cavalier clampin à qui l'on puisse offrir un coup de sabre... »

Le nouveau cocher qui vint nous prendre dit au commissaire que son camarade venait d'être chassé par leur maître commun ; mais nous intercédâmes pour lui, quelques jours après cette aventure, et son patron le reprit à notre sollicitation.

Cependant le commissaire nous promena dans la ville de Rouen : il nous fit admirer, avec un orgueil patriotique, les édifices auxquels se rattachent des souvenirs historiques. Nous visitâmes d'abord la cathédrale, fondée, dit-on, sur le tombeau de saint Mellon, vers le commencement du sixième siècle, par un évêque nommé Victricius, qui avait été soldat dans les armées romaines. Depuis cette fondation primitive, l'église métropolitaine de Rouen fut rebâtie plusieurs fois : l'ensemble du monument actuel est des quinzième et seizième siècles. Indépendamment de la tour de Saint-Romain et de la *Tour de Beurre* *, qui décorent le portail, on admire l'architecture svelte et élégante d'une flèche, en forme de pyramide, qui s'élève au milieu de l'église. Cette flèche, deux fois brûlée, fut reconstruite de nos jours par M. Alavoine, architecte de Paris, qui sut imiter avec beaucoup de bonheur le style du moyen âge dans cette reconstruction importante.

Nous visitâmes ensuite la fameuse abbaye de Saint-Ouen et sa magnifique basilique, qui, sans contredit, est une des plus belles de France. On raconte que le maçon Alexandre

* Ainsi nommée parce qu'elle fut bâtie au moyen d'un impôt mis sur le beurre dans les marchés de Rouen.

Berneval, voyant qu'une rosace de cette église, faite par son apprenti, surpassait les siennes en perfection, se crut déshonoré, et se donna la mort, après avoir tué son heureux rival. Les archevêques de Rouen partaient ordinairement de l'abbaye de Saint-Ouen pour aller prendre possession du siége archi-épiscopal, et lorsqu'ils mouraient, ils étaient rapportés dans l'église d'où ils étaient partis au moment de leur intronisation. Dans ces deux occasions, il était prononcé des formules singulières. Quand le nouveau prélat, conduit par les religieux de Saint-Ouen, était arrivé devant l'église cathédrale, le prieur du couvent le prenait par la main et le présentait au chapitre en disant : « Nous vous le donnons vi-« vant; vous nous le rendrez mort. » Et lorsque les chanoines de Saint-Mellon reconduisaient ce prélat décédé à l'abbaye, le doyen du chapitre, montrant le cercueil, disait d'une voix grave au prieur : « Vous nous l'avez « donné vivant, nous vous le rendons mort. »

Après avoir vu ces deux édifices religieux,

nous courûmes visiter le monument consacré à la mémoire de Jeanne d'Arc, et érigé sur la place où cette fille intrépide fut brûlée, en 1431. C'est une fontaine d'un style assez vulgaire, surmontée de la figure en pied de l'immortelle guerrière; cette statue est d'une médiocre exécution : le tout paraît peu digne de l'héroïne qui remit le voluptueux Charles VII sur le trône de ses pères.

Nous saluâmes, en passant, rue de la Pie, la maison où naquit Pierre Corneille; vieille construction, veuve du génie de ce grand homme, devant laquelle les voyageurs viennent en pèlerinage avec une ferveur religieuse. Cinq ans plus tard, nous aurions demandé à saluer aussi le berceau de Boïeldieu, cet autre Orphée que Rouen compte parmi ses illustrations. Mais, en 1829, l'auteur de la *Dame blanche* vivait, et c'est la mort qui fait les dieux.

Le *Vieux-Palais*, bâti par un monarque anglais (Henri V) lorsque la France était tombée au pouvoir de nos voisins d'outre-mer, n'offre plus que quelques tours en ruines. Il en est de même du *Vieux-Château*, qui avait été construit précédemment par Philippe-Auguste, ce roi-chevalier, dont François Ier ne fut que le parodiste. Parmi les vestiges de ce vieil édifice, notre conducteur nous montra la tour dite de la *Pucelle*, où fut détenue Jeanne d'Arc pendant son infâme procès. Il faut voir avec une robuste bonne foi un fragment de chaîne qui, selon la tradition populaire, servit à attacher sur son lit cette noble victime de la lâche vengeance des Anglais, et du plus lâche abandon de Charles VII.

Le *Palais de Justice* de Rouen est un de ces édifices que l'on croirait tissus sur un métier à dentelle: il est impossible d'imaginer rien de plus délicat, de plus minutieusement soigné que les détails de sculpture gothique qui surabondent dans toutes les parties de ce monument. La tour appelée le *Cabinet doré* et les lucarnes du comble offrent surtout le travail du ciseau porté à une délicatesse inimaginable; du reste, ce palais, élevé sous le règne de Louis XII, est noble dans son ensemble, hardi dans son exécution : la salle des Pas perdus a 170 pieds de long sur 50 de large. Les amateurs admirent encore la charpente, morceau unique dans son genre, qui représente parfaitement un navire renversé.

On peut citer aussi, parmi les curiosités monumentales de Rouen, la tour du Beffroi, l'Hôtel-de-Ville, la Bourse, l'hôtel des Consuls, celui des Monnaies, et le théâtre des Arts; mais les étrangers recherchent particulièrement le pont de bateaux, imaginé sous le règne de Louis XIII. « C'est, dit un historien de la ville, une espèce « de machine qui se hausse et se baisse, à propor- « tion que le flux et le reflux de la mer repousse les « eaux de la Seine, ou leur rend la liberté de « leur cours. Il est soutenu sur 20 bateaux de « front, dans la longueur de 271 pas; les « deux côtés, à droite et à gauche, qui tien- « nent lieu de parapets, sont élevés en forme « de banquette et servent pour les gens de « pied. Le milieu, que l'on a pavé, est destiné « pour les chevaux et les voitures. On le dé- « monte avec facilité lorsque les glaces sont à

« craindre; et là nuit, on en lève une partie « pour donner passage aux grands bateaux « qui remontent la Seine. »

Depuis quelques années, la ville de Rouen possède un second pont, moins célèbre que l'appareil flottant dont je viens de parler, mais plus commode, et qui décore mieux cette importante cité. Ce dernier pont, construit en pierre, offre deux parties, composées chacune de trois arches, qui viennent s'appuyer sur l'île dite de la Croix. On a bâti récemment sur cette île de fort jolis bains : ils sont fréquentés par la belle société.

Tout est dit sur l'importance manufacturière et commerciale de Rouen; mais on ne peut se lasser d'admirer et de décrire le point de vue enchanteur que l'œil embrasse des hauteurs voisines de la ville. Ce tableau délicieux me semblerait trop difficile à tracer : je le copie dans un ouvrage moderne : «Autour du vallon « demi circulaire où la ville repose, règne une « chaîne de montagnes, qui la couvre au nord « et à l'ouest, et dont la forêt de Roumare

« boise la base. Si l'on se place au sommet de « ces hauteurs, on aperçoit, au pied la cité, « ses environs fertiles et les maisons de cam- « pagne qui la ceignent d'une écharpe élé- « gante. Plus loin, se développe la rade, où se « pressent toujours une multitude de navires, « que l'on croit voir s'élever avec le tribut que « l'Océan pousse bien au-dessus de ce lieu. Par- « delà le fleuve s'étend une vaste plaine, que « borne un horizon lointain de collines boisées. »

Notre hôte nous avait accompagnés dans toutes les courses curieuses que nous avions faites à Rouen, sans être parvenu à se distraire de ses préoccupations fatigantes. Il ne pouvait justifier d'un motif raisonnable d'inquiétude, et pourtant il s'inquiétait... Nous l'engageâmes à nous tenir compagnie dans une excursion que nous allions faire au Havre et à Dieppe; il y consentit, et nous partîmes.

Le Havre se recommande particulièrement par la beauté de son port, le seul des côtes de la Normandie où les forts vaisseaux puissent s'abriter contre le gros temps. Les chantiers du

Havre sont renommés pour la bonne construction des bâtimens : on y fait des vaisseaux de guerre et des navires de commerce. La ville que borne ce magnifique port n'est pas riche en édifices : ceux du moyen âge que l'on peut citer se réduisent à l'Hôtel-de-Ville, à la Tour de François Ier, et à l'église de Notre-Dame. Ces trois monumens appartiennent au seizième siècle, sans être empreints de l'élégance propre à l'architecture dite de la renaissance. Les amateurs visitent, avec quelque intérêt, la place d'Armes, ornée de deux fontaines; l'Arsenal de la marine, bâti par Colbert; l'Entrepôt général, construction inachevée; la Bourse, la Douane, la Bibliothèque publique et la Salle de spectacle, édifice élevé en 1817 : l'œil de l'artiste ne trouve rien qui le flatte dans tout cela. Mais le poète sent son cœur tressaillir et son imagination s'exalter en voyant la maison où naquit Bernardin de Saint-Pierre : « Cette « construction est bien simple, dit, avec raison, « l'écrivain que j'ai déjà cité; mais elle s'embellit « du charme que le souvenir épand sur tout

« ce qui rappelle le peintre, aimé de la nature « et des grâces, auquel nous devons *Paul et* « *Virginie*; le philosophe ingénieux qui com- « posa la *Chaumière Indienne*. L'ami de la « belle poésie, continue mon auteur, le ci- « toyen indépendant capable d'apprécier un « caractère que n'ont pu ébranler ni les dis- « grâces politiques, ni les menaces du pouvoir, « salueront la maison où naquit, à Ingouville, « faubourg du Havre, l'auteur des *Messénien-* « *nes*, du *Paria*, des *Vêpres siciliennes*, de « *l'Ecole des Vieillards*, de *Marino Faliero*, et « de cette *Parisienne* qu'inspira l'aurore d'une « nouvelle ère de liberté, brillante comme « l'éclair, passagère comme lui. »

Du balcon de l'Hôtel-de-Ville on jouit d'une perspective prestigieuse : sur la gauche se dessinent au loin les pointes de Quillebœuf et de Tancarville; presque en face, Honfleur et ses environs bocagers; à droite l'immensité... le ciel et l'eau se confondant; çà et là le faible esquif luttant, à l'horizon, contre les flots et les vents conjurés.

Lorsque nous arrivâmes à Dieppe, la saison des bains de mer était commencée ; une foule élégante affluait de toutes parts dans la ville ; c'étaient une activité, un mouvement, un éclat comparables au tourbillon des plus beaux quartiers de la capitale. Madame la duchesse de Berry, dont le patronage avait exhumé, depuis quelques années, l'usage assez obscurément médical des bains de mer, était alors dans les murs de Dieppe, avec cette cohorte d'élégantes et surtout de dandys, d'un choix particulier, qui formaient sa cour habituelle. Les dames, les gentilshommes d'honneur ; les officiers de la princesse ; les auteurs ; les peintres, les comédiens, qui se groupaient au second rang de sa suite ; le peuple de valets attaché à ces personnages plus ou moins illustres ; les nombreux marchands de toute nature venus à Dieppe pour alimenter l'élégance et le luxe des baigneurs : en un mot, toute cette population flottante que le plaisir et l'intérêt rassemblaient sur les côtes de Normandie ; envahissait la ville dans toutes ses parties, et tous les étages de ses maisons. Le premier était loué aux grands; le second, aux dames et aux officiers de la suite; le troisième, aux artistes, aux acteurs. Les Dieppois, satisfaits d'échanger l'aisance de leur vie habituelle contre l'or des Parisiens, se confinaient dans leurs greniers; tandis qu'au rez-de-chaussée les boutiques et les magasins étaient abandonnés au commerce voyageur. A notre arrivée, Dieppe réalisait la féerie des *Mille et une nuits* : boutiques replendissantes, spectacles, bals, soirées étincelantes de lumières, enivrantes d'harmonie, équipages roulant tumultueusement par la ville, et emportant de délicieuses toilettes: telle était cette ville le soir.

Durant la journée, d'autres séductions, d'autres plaisirs, naissaient sur une vaste plage où l'on cherchait, où l'on croyait trouver la santé. Là, des dames d'honneur, des dames d'atours, des lectrices, rieuses, agaçantes, jolies pour la plupart, peu sévères en général, présentaient bravement leurs blanches épaules, quelquefois leur tête parfumée, à *la lame* fougueuse qui semblait les attaquer, et qu'elles bravaient en riant aux éclats. La duchesse, elle-même, non moins gaie, non moins communicative que sa suite féminine, lui donnait l'exemple d'un abandon que j'ai vu, de temps en temps, aller fort loin au-delà des limites de l'étiquette. Je dis j'ai vu, car son altesse se baignait d'ordinaire à huit heures du matin; j'avais choisi moi-même cette heure, et je me trouvais souvent à côté de la princesse. Je ne me charge pas d'expliquer en vertu de quel protocole le canon du château de Dieppe tirait tant que durait le bain de *Madame*; mais ce bruit martial excitait parmi les baigneuses une certaine ardeur, qui les rendait intrépides à dédaigner les atteintes de l'onde salée, et qui tournait presque toujours au profit de la gaîté.

Après les bains à *la lame*, la joyeuse nuée de baigneurs se réfugiait dans un édifice en bois, plus élégant que solide, plus vaste qu'imposant, où chacun disposait d'une chambre ou d'un cabinet, selon le prix qu'il payait, et procédait, au milieu de toutes les aisances du luxe, à une toilette ordinairement abrégée par l'appétit, que venait d'exciter l'air salin de l'océan.

On avait construit dans l'intérieur de la ville, mais assez près du rivage, un grand bâtiment où les baigneurs timides, qui n'osaient affronter la vague, jouissaient des bienfaits de l'eau de mer, tiède et contenue dans une baignoire. Il y avait dans le même local une salle de bal, disposée avec autant d'élégance que de goût, et « destinée, a dit un écrivain in« génieux, à faire constater le soir, au son des « violons, les cures de la matinée.» Là aussi je me suis trouvée à côté de l'altesse napolitaine, dansant au même quadrille qu'elle. En ce lieu, l'élégance de la mise, celle des manières, l'agrément du visage, de la tournure et de la conversation, faisaient la noblesse, et l'on voulait bien, sous ces divers rapports, me reconnaître quelques titres.

Lorsque la saison des bains est finie à Dieppe, l'activité s'endort, le mouvement cesse, les rues lumineuses s'éteignent, la ville reprend son aspect, naturellement grave et solennel. Alors votre attention se reporte vers cette forteresse indestructible qui s'élève, grisâtre, menaçante, hérissée de canons, au sommet d'une falaise aux flancs déchirés. « Vous voyez de hautes « murailles de briques, de grosses tours de « pierre aux toits aigus, groupées en étages, « et comme suspendues à des gazons escarpés. « De l'autre côté de la route est une longue « avenue d'arbres au feuillage sévère, dont les « troncs semblent rangés en bataille sur la « crête d'un vieux rempart. » Dans son enceinte, Dieppe, cité si commerçante, si opulente au seizième siècle, conserve une certaine physionomie de cette période prospère; mais une physionomie attristée, qui laisse voir le regret là où brilla jadis la splendeur. Tous les voyageurs ont parlé de cette population à part qui, sous le nom de *Polletais*, vit aux portes de Dieppe, sans tenir rien ni des mœurs, ni des usages, ni même de l'organisation physique des autres habitans. M. Vitet, historien de la ville de Dieppe, pense que les Polletais sont une colonie venue des bords de l'Adriatique, au treizième siècle. Long-temps, selon cet écrivain, ce peuple matelot offrit, par le costume, des rapports frappans avec les gondoliers vénitiens du seizième siècle ; l'accent même de ces marins conserve quelque chose de cette prononciation mignarde propre aux Italiens.

Dieppe, qui fut brûlé durant les guerres du quinzième siècle par une flotte anglaise, est maintenant assez pauvre d'édifices : après le château ou la citadelle, dont je viens de parler, on ne peut guère citer que l'église de Saint-Remy, belle de ses voûtes, des ses arabesques délicates, de ses verrières aux vives couleurs, et surtout imposante par ses masses de pierre, sur lesquelles cinq à six siècles n'ont pu laisser qu'une empreinte légère. On remarque aussi des beautés d'architecture sarrasine dans l'église de Saint-Jacques; mais la main du temps s'est appesantie sur cet édifice: beaucoup des sculptures qu'on y avait prodiguées sont mutilées; leur état de dégradation provoqu le regret, car, en général, elles paraissen être plus parfaites encore que celles de Saint Remy.

Le mouvement du port de Dieppe, l'aspect de la rade située au-delà, et l'immense hori- zon qui termine ce point de vue, forment un spectacle ravissant; un panorama mobile, dont on ne retrouve nulle part la piquante origina- lité. Une esquisse, une simple esquisse de cett nature âpre, sur laquelle est jetée et fourmille une population de pêcheurs; leurs barques leurs filets, leur costume, tout ce qui les ca- ractérise ne peut se reproduire que sous le pinceau d'un Gudin ou la plume d'un Vitet. Je copie un tableau tracé par ce dernier

« Dans ce port de Dieppe, point de mâts de hune entés les uns sur les autres, jusqu'à la hauteur de cent ou deux cents pieds; point de voiles superposées dans les airs: les mâts n'ont qu'un étage; ils ne portent qu'un seul rang de voiles, rarement deux. Ces voiles sont robustes, épaisses, et toutes noires de goudron.

Rien de moins élégant, de moins léger, de moins finement dessiné que ces embarcations: elles ont plutôt la forme d'un sabot que d'un navire; leur voilure est lourde et disgracieuse; vous diriez les *barges* du moyen âge, telles qu'elles figurent dans les vieux écussons de la ville. Eh bien, soit! mais sortez du port, allez sur la jetée, et regardez ces lourdes barques courir et louvoyer dans la rade: vous les prendrez pour des hirondelles de mer, tantôt glissant d'une aile agile, tantôt se balançant avec grâce sur les flots.

« J'aime ces barques rustiques. Je leur sais gré de leur agilité et de leur adresse, précisément parce qu'elles ne sont ni compliquées ni savamment construites. Il me semble que ce sont les pêcheurs eux-mêmes qui nagent et volent sur les ondes. Plus les agrès sont simples, plus la part de l'homme l'emporte sur celle de la mécanique, plus il y a de poésie, de cette poésie simple, primitive, sans art et sans calcul. La vue d'une rade sillonnée par de grands vaisseaux, c'est une magnifique épopée;

contempler la rade de Dieppe et les barque qui la couvrent, c'est lire de vieux fabliaux c'est écouter d'anciennes ballades, d'ancien chants populaires.

« L'aspect du port, soit au départ, soit a retour des pêcheurs, offre aussi les scènes le plus pittoresques, les tableaux les plus varié Ici, ce sont des femmes, des enfans, de vieu marins infirmes qui halent les bateaux, mar chant en cadence, le corps penché et comm attelés à ces longues amarres; plus loin, on dé barque le poisson, on l'entasse en monceaux on le transporte dans de petites hottes : c'es un mouvement, une bigarrure, un cliquetis d paroles qu'il est impossible d'imaginer.

« Et sur cette jetée de Dieppe, si vous ave séjourné dans la ville, si vous êtes venu chaqu jour au moment de la marée, passer quelque heures sur ces pierres et sur ces vieilles poutre rongées par les flots, vous connaîtrez toute les nuances diverses de la mer et de l'atmos phère, depuis la vapeur légère et transparent du matin jusqu'à l'éclat pourpré du soleil cou chant. Les accidens de la lumière, le jeu fantastique des nuages, leur forme bizarre, le caprice des vents, tantôt frémissans et impétueux, tantôt légers et caressans, tout vous attache, tout vous captive ; vous suivez de l'œil de la pensée ces vagues, toujours les mêmes et toujours diverses, condamnées à suivre un mouvement uniforme, et semblant n'obéir à cette loi qu'avec liberté, chacune à sa manière... admirable monotonie sur laquelle plane une infinie variété, symbole de la beauté telle que la veut notre esprit, telle que la cherchent nos yeux.

« Et quand sur ce magnifique théâtre les acteurs viennent tout à coup jeter le charme de la vie et de l'individualité, quand vous êtes tiré de votre rêverie par ces innombrables barques qui courent et se jouent sur cette plaine immense, alors dites-moi si cette jetée n'est pas un lieu de magie et de séduction. Tout à l'heure, en arrivant, vous comptiez à l'horizon vingt, trente, cinquante points noirs; maintenant ce sont autant de navires qui se pressent à l'entrée du chenal, et s'y introduisent, tour à tour, chacun avec une allure, une pose, une physionomie différente. Puis, quand tout le cortége est rentré, un autre spectacle commence : ceux qui sont dans le port profitent, pour en sortir, de la marée qui va baisser. Vous les voyez s'avancer lentement, traînés par des cordes, comme de pauvres chariots embourbés : leurs voiles sont détendues et flottantes ; vous diriez une procession de malades, les bras tombans, les joues décharnées, se traînant à pas lents pour aller prendre le bon air. Mais à peine ont-ils doublé la pointe du chenal, ce bon air, ce vent de mer les saisit, les ranime : leurs voiles se tendent et se gonflent; ils semblent retrouver spontanément leur énergie, et tout à coup, bondissant de vigueur et de santé, ils s'élancent et atteignent l'horizon. En moins d'une heure ce sont eux qui deviennent de petits points noirs, jusqu'à ce qu'enfin votre œil renonce à les suivre et les perdre dans l'immensité. »

Nous avions vu se dérouler et s'animer à nos

yeux l'original de ce délicieux tableau, et toutes les impressions qu'il exprime avaient été produites en nous.

En quittant Dieppe, nous visitâmes l'immense circonvallation nommée la *cité des Limes*, vestige gigantesque des travaux d'une civilisation dont l'histoire n'a point encore fixé l'époque; espèce de problème archéologique que les savans n'ont pu résoudre jusqu'ici, et qu'on ne saurait expliquer qu'en admettant une race d'hommes d'une puissance, sinon d'une grandeur colossale.

Nous voulûmes aussi visiter le champ de bataille d'Arques, et les ruines du vieux château dont l'artillerie servit si à propos le Béarnais, dans cette journée où trois mille guerriers avaient en tête près de trente mille ligueurs. On nous montra le fossé dans lequel le roi déjeuna gaîment avant la bataille, plein de confiance dans la valeur de ses braves et dans la bonté de sa cause. Nous fîmes encore diverses excursions vers des points curieux : nous visitâmes Lillebonne (*Julia Bonna*), ancienne ville fondée par Auguste, en l'honneur de sa fille Julie, l'amante d'Ovide; le château d'Harcourt, dont les ruines formidables rappellent bien ces siècles de fer où la féodalité pesait sur les peuples; enfin l'abbaye de Jumièges, si fameuse dans l'histoire du moyen âge, et, tout près de ses murs tapissés de lierre, le petit manoir, ombragé de chênes séculaires, dans lequel mourut Agnès Sorel. Après avoir parcouru ces lieux célèbres, nous revînmes à Rouen.

Les pressentimens de M. Beau.... n'étaient que trop fondés : à peine était-il de retour chez lui qu'il fut assailli par son ex-locataire, cette beauté dont il était devenu amoureux par compassion, et qu'il avait abandonnée par arbitrage du commissaire de police. Mais notre correspondant était un jeune homme de vingt-huit ans, beau, bien fait, et fort aimable : la dame ne pouvait se décider à l'oublier; du reste, la fortune assez considérable de M. Beau.... pouvait n'être pas étrangère à la persistance de sa trop fidèle conquête..

Le bon commissaire, qui était intervenu, comme une providence bénigne, dans la première affaire, ne pouvait rien dans celle-ci : il y avait peu de probabilité qu'il secondât sa protégée jusqu'au point d'obliger notre hôte à la reprendre, par mesure d'ordre public ; et, d'un autre côté, l'amant assailli ne pouvait, en bonne conscience, invoquer les magistrats de sûreté et la force armée pour se défaire d'une femme. M. Beau..., moitié par bonté, moitié par faiblesse, se décida à expédier la belle sur Paris ; et comme nous allions y revenir nous-mêmes, il nous pria de lui avancer tout l'argent dont elle pourrait avoir besoin.

M. Duroche fit observer à cet honnête Rouennais qu'il prenait un parti fort dangereux, le départ de la dame pouvant établir le fait matériel du rapt, et lui jeter une action judiciaire sur les bras. M. Beau... ne s'arrêta point à cette observation : il se croyait engagé envers son ex-locataire, et s'en tint à sa première idée.

Le résultat que nous avions prévu était infaillible : notre correspondant eut à soutenir, six mois plus tard, un procès contre le mari dépossédé; les tribunaux de Rouen retentirent pendant long-temps de cette affaire scandaleuse, et M. Beau... dut, en définitive, payer à son adversaire dix mille francs de dommages et intérêts. En vérité, c'était une somme exorbitante, même en la considérant comme le prix de l'honneur du mari et de la vertu de sa femme...; car ces deux articles étaient fortement au rabais sur la place de Rouen.

SUITE DES SCÈNES DE VOYAGE.

De Paris à Bade.

Il est dans le cœur de l'homme certaines passions, presque également impérieuses, qui obtiennent des alternatives de victoire et subissent des alternatives de défaite ; mais comme rien n'est précisément égal en force, en puissance, en tenacité, pas plus au moral qu'au physique, l'un de ces penchans finit par dominer à tel point les autres qu'il parvient à les annihiler. Or, le penchant le plus impérieux du docteur Duroche, c'était l'ambition vénale. Long-temps elle avait été comprimée par l'amitié; mais elle reprit enfin le dessus, et, dès lors, je n'eus plus qu'à gémir d'avoir connu l'homme qui, durant plusieurs années, m'avait rendu l'existence si douce.

Avant ce fatal changement, nous avions voyagé avec Duroche pour nous aimer à l'aise; dans ma triste et nouvelle situation, je voulus voyager seule pour étourdir mon chagrin. J'avais formé depuis long-temps le projet de voir les bords du Rhin, de parcourir l'Alsace, d'admirer, au moins de loin, cette Suisse si pittoresque, si riche de souvenirs; le moment me sembla venu de mettre ce projet à exécution.

Je voulais me rendre directement à Strasbourg; mais rien de capricieux comme les désirs d'un voyageur, surtout d'un voyageur affligé. Je me rappelai, en arrivant à Joinville, qu'à diverses reprises, un de mes amis, médecin dans cette ville, m'avait invitée à venir passer quelque temps dans sa famille, et faire connaissance avec sa femme. Cette dame elle-même avait joint plusieurs fois ses sollicitations à celles de son mari : « Je vous attends, m'écri-« vait-elle, pour m'apprendre à me faire aimer « de mon époux, qui me parle sans cesse de « vous avec vénération. »

Je quittai donc la diligence à Joinville, et débarquai chez le docteur. Je devais rester en ce lieu deux ou trois jours ; j'y passai trois semaines, au sein d'une amitié cordiale et expansive. Mais mon séjour à Joinville eut son utilité : j'y remplis une mission conciliatrice, souvent laborieuse. Confidente de la dame, je recevais ses plaintes contre son mari, et tâchais d'en atténuer les motifs ; confidente du médecin, j'écoutais les doléances qu'il me faisait entendre à son tour, et par des interprétations bienveillantes, je m'efforçais d'en diminuer l'acrimonie. Eloignant ainsi de mon mieux les nuages qui se formaient des deux côtés de ce ménage orageux, je parvenais à conjurer l'éclat d'une mésintelligence ouverte. J'améliorai ainsi, autant qu'il était en mon pouvoir, la situation domestique de ce couple mal assorti. Mais c'est vainement qu'on essaie de rapprocher des caractères antipathiques; on perd son temps à mettre en rapport des goûts, des habitudes, des passions incompatibles, comme à vouloir combiner des principes chimiques qui se repoussent. Je quittai Joinville, persuadée que l'orage dont j'avais comprimé les élémens ne tarderait guère à éclater.

J'avais entendu parler de Nancy comme d'une ville charmante : j'y avais des correspondans; je me décidai à m'arrêter dans cette ancienne capitale du duché de Lorraine. Je la trouvai remplie encore du souvenir de l'excellent Stanislas, monarque précipité du trône de Pologne et beau-père de Louis XV. Tout en effet rappelle, à Nancy, le passage trop rapide de cet autre Janus. Rien de plus noble, de plus élégant que les édifices improvisés par ce prince avec des ressources très faibles. Assurément les embellissemens de Nancy, de Lunéville et de Commercy coûtèrent moins au trésor royal de France que l'entretien du Parc-aux-Cerfs ; comparez pourtant les résultats : le harem de Louis XV produisit des orphelins, des femmes galantes, et les malédictions d'une multitude de familles déshonorées ; les bienfaits de Stanislas, en Lorraine, produisirent la prospérité d'une vaste province, la fécondation de plusieurs industries nouvelles, et les bénédictions de toute une population. Voulez-vous savoir maintenant comment l'incompréhensible providence couronna ces deux carrières ? Louis mourut dans son lit fastueux, victime, trop doucement frappée, de ses hideux débordemens; Stanislas se brûla vif, et expira dans des tourmens affreux.

On voit à Nancy une place, plusieurs rues et divers monumens dont Paris s'enorgueillirait : tout, dans cette ville, est combiné, assorti avec art ; l'architecte y a peut-être laissé trop voir les détails d'une symétrie étudiée; mais c'était le défaut de l'époque, et ce défaut, en rendant la grandeur maniérée, la rendait aussi plus étonnante, plus pompeuse au jugement de la multitude. Aujourd'hui ces édifices ornés de colonnades, ces places décorées de statues, ces rues tirées au cordeau, présentent une pompe triste, une somptuosité silencieuse. Nancy semble être un beau corps dont l'ame se serait retirée...: en effet, l'ame de cette brillante cité, c'était le souverain qu'on a surnommé *le philosophe bienfaisant*. Depuis sa mort, la Lorraine, redevenue simple province, n'a plus en partage qu'un fragment des destinées du pays; fragment qui ne peut lui procurer la somme de bien-être dont elle jouissait lorsqu'elle avait son individualité politique. Ainsi que toutes les anciennes villes de cour, le chef-lieu du département de la Meurthe conserve ses hautes prétentions: on y remarque de grands airs dans la société; les magasins offrent de beaux étalages, jettent l'appât d'un luxe brillant; mais sous l'apparence du faste, les habitans de Nancy sont calculateurs, et, le soir, la brillante illumination des boutiques se consume sans éclairer les acheteurs de superfluités. De là les tiraillemens continuels de l'industrie pour s'ouvrir des sources de richesses; de là ces concurrences ruineuses pour les rivaux qui descendent dans la lice. Pendant mon séjour à Nancy, qui se prolongea environ un mois, il existait une de ces rivalités industrielles pour un double établissement de bains: de rabais en rabais, les concurrens en étaient venus à baigner les habitans, à domicile, moyennant *sept sous*. Aussi presque toute la population prenait-elle journellement un bain: cette jouissance, ordinairement aristocratique dans les villes de province, était alors, au chef-lieu de la Meurthe, passée dans les usages du plus modeste prolétaire. La gentille dentellière, habitant une mansarde, l'humble réparateur de la chaussure humaine, relégué sous la tuile, faisaient hisser une baignoire jusqu'à leur grenier, et s'épanouissaient voluptueusement dans l'onde tiède, pour le modeste prix de trente-cinq centimes. On ne rencontrait dans les rues que petites charrettes traînant des bains, se croisant avec fracas; tandis que leurs conducteurs, agens des deux rivaux, se lançaient en passant le farouche regard d'une jalousie envenimée. Cette concurrence finit comme toutes celles qu'on voit surgir journellement de l'ambition contemporaine : l'un des deux baigneurs se ruina; l'industrie survivante rétablit son prix primitif, et la jouissance asiatique redevint, comme par le passé, exclusive aux classes aisées.

Les rivaux baigneurs de Nancy me rappelent une autre concurrence, dont je m'étais égayée précédemment, pendant un voyage que j'avais fait à Nantes. Il venait de s'établir presque en même temps deux diligences, faisant le service de La Rochelle et retour; la première en activité prenait 15 francs; le nouveau concurrent n'en prit que 12. Soudain l'administration primitive fait un rabais de 2 francs; le lendemain, l'autre affiche qu'elle conduit à La Rochelle pour 8 francs. Le rival se rabat à 6 francs; on lui riposte par un avis où le prix est reduit à 4 francs. Sur ce, nouvelle diminution de 2 francs de la part de l'adversaire; enfin l'autre champion fait placarder en lettres de six pouces qu'il mène les voyageurs à La Rochelle et les en ramène *gratis*.... Pour le coup, les Nantais crurent épuisés tous les paroxismes de folie d'une telle lutte; ils se trompaient: le soir même, un placard, plus voyant encore que le précédent, fait savoir aux mêmes voyageurs que non seulement l'administration concurrente donne des places pour rien dans sa voiture, mais encore qu'elle *se fait un vrai plaisir de leur offrir à dîner en route*... Le combat en resta là. L'on vit bientôt au tribunal de commerce le bilan de l'un des rivaux; le prix des places pour La Rochelle fut porté à 16 francs, et l'on paya 3 francs, selon l'usage immémorial des tables d'hôte, un mauvais dîner que l'alerte conducteur donna rarement le temps de manger. Convenons que si les maîtrises et les jurandes étaient un attentat au droit des gens, la liberté indéfinie des spéculations industrielles offre souvent de notables atteintes aux lois du bon sens et de la raison.

On me montra, aux portes de Nancy, le lieu où l'on croit que Charles-le-Téméraire, duc de Bourgogne, fut tué en 1477; mais on sait que le corps de ce prince ne fut point trouvé sous les murs de Nancy, qu'il assiégait. Le bruit se répandit alors que le cadavre avait été jeté dans un étang voisin, ce qui fit présumer que le fier rival de Louis XI avait péri par la main d'un assassin, et qu'on s'était hâté de dérober sa dépouille mortelle à ses officiers. Quoi qu'il en soit, si vous interrogez le vieux pâtre qui garde ses moutons au bord de cet étang, il vous dira que, le soir, lorsque la lune, voilée de nuages transparens, produit sa lumière affaiblie, un guerrier armé de toutes pièces erre en murmurant le long des rives herbeuses de cette pièce d'eau..... Le narrateur, fanatisé par les traditions, aura vu lui-même flotter, au gré de la brise, le panache rouge de ce guerrier; il aura tremblé à l'aspect du regard de feu qui sortait de sa visière..... Et gardez-vous de rire quand il ajoutera que, lors des promenades noctures de ce fantôme couvert d'acier, Satan finit toujours par sortir de l'eau stagnante pour entraîner le promeneur, qui n'est autre que Charles-le-Téméraire..... Si, durant ce récit, le moindre signe d'hilarité sceptique se montrait sur votre visage, le vieux pâtre vous traiterait de mécréant..... Les traditions merveilleuses sont, pour les bons Lorrains des campagnes, une sorte de religion.

Je me rendis de Nancy à Wissembourg. C'est, au premier abord, et malgré sa dignité de sous-préfecture, une ville assez triste, où je ne voulais séjourner qu'un ou deux jours. Mais les amis que j'y trouvai parvinrent à me faire prolonger ce séjour, en me le rendant plus agréable que je ne l'avais espéré.

Cependant je me disposais à continuer mon voyage, sans me proposer bien précisément un but. Ce que je cherchais, surtout, c'était à m'étourdir sur une grande ingratitude, sur le plus tendre attachement méconnu et trahi; tous les lieux m'étaient bons, pourvu que j'y pusse trouver l'oubli d'un chagrin cuisant, né dans le sein même d'une union où je n'avais apporté que confiance et sincérité, où je n'avais trouvé que perfidie et duplicité. Les amis que j'avais rencoutrés à Wissembourg venaient d'organiser une compagnie de baigneurs qui devait se rendre aux eaux de Bade ; je m'y laissai joindre : « Autant cette destination qu'une autre, » me dis-je tout bas en acceptant... Nous partîmes.

Je vis pour la première fois ce fleuve majestueux qui roule ses ondes des montagnes de la Suisse aux campagnes brumeuses de la Hollande. Que je me sentis émue à l'aspect de ce Rhin, témoin de tant d'exploits guerriers ! ce Rhin qui réfléchit, tour à tour, les aigles de César, les étendards de Charlemagne et les aigles de Napoléon ! Combien elle fait rêver, cette plage historique sur laquelle combattirent tant de fortunes souveraines ! Tout dans ces lieux parle des longues hostilités dont ils furent le théâtre : ici ce sont de gothiques châteaux crénelant le rivage ; là des redoutes couvertes de gazon laissent voir encore les embrasures d'où le bronze tonna; plus loin, un vieux pan de muraille noirci rappelle le passage de l'incendie, funeste auxiliaire de la guerre... Et lorsque la charrue sillonne l'un ou l'autre rivage, les ossemens de tous les âges, de tous les peuples crient sous le soc aigu. Quelquefois le casque du soldat romain choque, sous le fer qui le découvre, la cuirasse du cavalier français, russe ou autrichien; quelquefois la courte épée du centurion de Varus, troublée dans son repos de vingt siècles, rencontre le mousquet du fantassin tombé dans nos dernières guerres..... Et ces campagnes de la Germanie, qui, par un beau soleil et du sommet d'une montagne, semblent être séparées de l'Alsace par un long ruban argenté, qu'elles sont belles, qu'elles sont fertiles, et comme elles se montrent oublieuses des cala mités qu'elles subirent il y a moins de vingt ans! on dirait que les malheurs de la guerre etrempent le courage des bons, des stoïques Allemands, philosophes praticiens dont rien ne peut lasser la constance.

Aguerrie par les hautes pensées que le Rhin et ses bords m'avaient inspirées, je descendis avec quelque intrépidité dans le bac, où l'on poussa nos calèches sans que nous les eussions quittées. Cependant je ne pus me défendre d'une certaine frayeur en voyant nos chevaux, sur une surface presque plate, arrêtés à trois pieds du gouffre sur lequel nous voguions lentement : un seul pas, et nous étions engloutis. On occupait ces animaux à manger ; leur appétit était l'unique gage de notre sécurité. Un plaisant de la société trouva dans ce danger même une ressource pour nous le faire oublier. « Soyez donc tranquilles, nous disait-il ; ne voyez-vous pas que ces honnêtes chevaux participent de la stoïcité nationale : eux aussi sont, comme nous le disait tout à l'heure madame Jullemier, des philosophes praticiens...... Vous le voyez, ils restent calmes au bord de l'abîme, et je vous assure qu'on ne citerait peut-être pas un seul exemple du malheur que vous redoutez. »

Après une traversée assez longue, dont

notre joyeux compagnon de voyage avait, de son mieux, charmé l'aspect effrayant, nous touchâmes le territoire du grand-duché de Bade. Ce jour même nous arrivâmes à Rastadt, ville célèbre par la tenue de divers congrès, et surtout par celui où Bonaparte, encore simple général, posa dans la balance politique l'épée du vainqueur de Lody et d'Arcole! Rastadt, ainsi que plusieurs villes du grand-duché, est bâti avec symétrie : les rues sont vastes, alignées, disposées élégamment; on voit toutes les fenêtres festonnées de draperies légères. Mais les maisons ne semblent pas construites avec beaucoup de solidité; on se croirait au milieu d'une ville de théâtre : tout est calculé pour séduire le regard, et les aisances domestiques paraissent n'avoir été consultées que secondairement. Le château de Rastadt fut élevé, dit-on, sur les plans du palais de Versailles; il ressemble à cette fastueuse habitation de nos rois comme la Venise de l'Opéra ressemble à la reine de l'Adriatique. Le joujou d'architecture des bords du Rhin est joli; la folie de Louis XIV est d'une immense beauté.

Nous arrivâmes à Bade par un très beau temps; ce qui nous permit d'admirer sur-le-champ toutes les séductions du lieu, s'épanouissant au soleil. Les villes de bains ont un caractère particulier qu'on ne retrouve point dans les autres. Là tout est consacré aux jouissances; la santé est le mot d'ordre général, et le plaisir paraît être l'unique affaire. Tout du moins le sollicite, le provoque, je ne dirai pas en dépit des médecins, car ici ces messieurs sont le plus souvent ses premiers ministres, mais en dépit de la médecine, dont les lois m'ont semblé passablement éludées parmi les réunions de baigneurs. Aussi a-t-on coutume de considérer les eaux comme le remède des gens qui se portent bien; en vérité, les seules maladies qu'on y guérisse sûrement, ce sont la mélancolie, l'ennui, l'embarras des richesses, et peut-être l'amour. On boit sec, on fait grande chère, on joue gros jeu à Bade : les spectacles, les bals, les concerts y offrent leurs attraits à ceux dont la table ou le jeu n'absorbent pas tous les instans; enfin, dans cet heureux séjour, les intrigues du boudoir ont part aux nombreux loisirs qu'entretient une vie purement sybaritique, décorée du nom de régime sanitaire. C'est dans ce dernier genre de récréation que l'on trouve souvent la guérison de l'amour, considéré comme souffrance, car il est rare qu'aux eaux cette passion ait ses martyrs.

On me parla, durant mon séjour à Bade, d'un autre genre d'intrigue qui n'avait pas le plaisir pour but, mais la politique. Tant que durèrent les quinze années de restauration qui, de bienfaits en bienfaits, ont porté l'impôt de la France à quinze cents millions, on voyait toujours à Bade des diplomates, des hommes d'état: petits congrès préliminaires et soi-disant accidentels, où les Talleyrand, les Metternich, les Castlereagh, les Neselrode ou leurs affidés sondaient, dans l'abandon du bal, du boudoir ou du canapé, la politique respective des cabinets. Cette diplomatie investigatrice s'étudiait, s'épiait constamment : à table, elle redoublait les rasades du champagne, afin de voir jaillir de sa mousse pétillante le secret d'une alliance ; au théâtre, elle cherchait, dans l'impression produite par une allusion, la tendance gouvernementale d'une cour ; au concert, elle saisissait un projet de guerre dans l'émotion que faisait naître un chant martial. En un mot, quand les journaux annonçaient le départ d'un homme d'état pour les eaux, on pouvait ajouter, sans risque de calomnie, l'espionnage de tel cabinet va commencer à Bade, à Carlsbad, à Aix-la-Chapelle, à Spa.

J'étais descendue à l'hôtel de Bade, que l'on croit le meilleur de la ville : aussi s'y trouve-t-on au milieu d'une compagnie véritablement européenne, dans laquelle, toutefois, les Allemands, les Anglais, et surtout les Français, sont en majorité. Chaque appartement est meublé avec recherche, avec luxe même, et l'on y est bien servi. Long-temps, la dépense excessive qu'il fallait faire pour passer la saison des eaux à Bade en rendit le séjour presque exclusif aux classes opulentes; mais ces classes ne suffisent pas à la prospérité d'un pays; le grand-duc le sentit, et finit par établir une sorte de tarif applicable aux hôtels où descendaient les étrangers. Par cet édit somptuaire, le dîner des tables d'hôte fut fixé à deux francs cinquante centimes par tête : pour ce prix modéré, on faisait, à l'époque où je pris les eaux à Bade, un repas splendide, auquel se mêlait une certaine magnificence d'appareil. Vous étiez servi par des domestiques en habit noir, graves comme des conseillers auliques, et qui vous présentaient une assiette avec beaucoup de dignité. Pendant tout le repas, des musiciens, cachés, mêlaient le charme d'une douce symphonie aux jouissances gastronomiques des convives : les Italiens, les Allemands, et bon nombre de Français, dînaient, moitié des mets composant le service, moitié des délices de l'orchestre; nos voisins d'outre-mer se nourrisaient uniquement des morceaux substantiels de la table, persuadés sans doute que rien ne doit distraire l'honnête homme qui dîne.

Nous fîmes plusieurs excursions dans les environs de Bade, qui sont charmans : des calèches commodes et des chevaux de selle, qu'on se procure à bon marché, favorisent ces courses, que nous poussâmes une fois jusqu'à la Forêt-Noire. On m'avait vanté les sites agrestes de cette forêt célèbre, dont j'apercevais de ma croisée les massifs sombres et imposans. Je vis, sous ces ombrages séculaires, s'agiter plusieurs industries, dont les produits se répandent dans toute l'Europe : là, par exemple, on fait le kirsh-waser, qui se compose de cerises sauvages distillées; l'on y fabrique aussi l'eau de noyau, dite de Phalsbourg, qui n'appartient pas plus à cette ville que les jambons de Mayence n'appartiennent à cette dernière cité. *

* On les prépare dans la Westphalie, où les habitations rurales sont disposées pour ce genre d'industrie. Il n'y a point de cheminée; le feu est allumé au milieu d'une sorte de hangar qu'habite la famille, conjointement avec ses bestiaux : vaches, chevaux, ânes, porcs. Or la fumée, en s'élevant de ce foyer mitoyen, frappe toutes les parties de la toiture, à laquelle sont suspendus les jambons, puis elle s'échappe sous la tuile.

Il y avait, en même temps que moi, à Bade, trois mille Français et sept cents Anglais; on n'avait pas vu, depuis long-temps, la saison aussi brillante, par conséquent aussi fructueuse pour les hôteliers, pour les intrigans, qui profitent toujours si bien des grandes réunions; enfin pour certaines beautés, dont l'industrie voyageuse n'est pas une des amorces les moins heureuses dans cette grande pêche de louis, de guinées et de ducats.

ASSISTANCE XVII.

—

La Voisine du corridor.

—

Je ne sais s'il y a beaucoup de sages-femmes à Bade; mais, selon les observations que je fis pendant mon séjour dans cette ville, je pus me convaincre qu'indépendamment des ménages pieusement productifs du pays, mon art y avait de belles chances à exploiter. On sait d'ailleurs que, soit en France, soit en Angleterre, dès qu'il survient dans une bonne maison un résultat que l'hymen refuse de légaliser, un docteur, dont la charité ne doit pas reconnaître d'exceptions, ordonne les eaux..... On part, on arrive à Bade; la naïade protectrice envoie Lucine, sous le voile du mystère, au lit de la baigneuse pécheresse, et jamais elle ne manque de retourner chez elle complètement guérie.

Mais une pauvre petite demoiselle ne peut pas toujours dissimuler ainsi les suites de sa faiblesse; lorsqu'on lui prescrit les eaux, elle s'y rend, accompagnée de sa mère, et l'effet d'une cause si prompte qu'elle échappe à la surveillance la plus soutenue, ne peut que rarement, hélas! échapper aux regards maternels.

Il y avait à peine deux jours que j'étais à l'hôtel de Bade, lorsqu'un de nos amis, que nous avions surnommé le *Flâneur*, et qui justifiait bien ce titre, entra dans mon appartement au milieu de la journée.

— Belle dame, me dit-il avec un sourire

on a besoin de vous dans un appartement du corridor voisin.

— Besoin de moi, comment l'entendez-vous? demandai-je avec distraction en continuant de me coiffer.....

— Je veux dire que votre ministère, celui que vous exercez de par la Faculté de Médecine, est nécessaire à je ne sais quelle baigneuse logée tout à côté.....

— Ah ça! plaisantez-vous, railleur infatigable?

— Plaisanter? Nullement. Et l'humanité souffrante donc..... et la philantropie et.....

— Allons, venez, interrompis-je en prenant le bras du flâneur; car avec vous le plus court est de vérifier les faits.» Et j'entraînai en riant le moniteur officieux vers l'appartement indiqué.

Nous écoutâmes un instant à la porte, et je reconnus, en effet, que les présomptions de notre ami pouvaient être fondées.

« Ma mère, je vais mourir, disait une femme qu'à son accent je pus juger très jeune,

— Qu'as-tu, qu'as-tu donc, ma fille? répondait une autre dame.»

Je ne pouvais me tromper à l'intonation de la plaignante: elle m'était trop familière. Je priai celui qui m'accompagnait de s'éloigner, et, au risque de paraître indiscrète, je me précipitai dans l'appartement. La position de la jeune personne souffrante acheva de me convaincre du genre de douleurs qu'elle éprouvait. Le cas était délicat, mais pressant; il fallait informer sur-le-champ la mère, afin d'avoir au moins le temps de l'habituer, avant l'événement, à l'avis affligeant d'un malheur prochain. Je commençai par rassurer cette dame, qui tremblait pour sa fille; puis, brusquement, à la faveur de sa sollicitude calmée, je lui annonçai en peu de mots que dans quelques instans elle allait être grand'mère.....

«Serait-il possible! s'écria-t-elle en levant les yeux au ciel.

— Chut! repris-je aussitôt, n'oubliez, madame, ni dans quel lieu ni dans quelle occasion nous sommes..... Je suis sage-femme, habituée à garder religieusement le secret des familles ; personne autre que moi ne saura celui auquel le hasard m'initie..... Remettez-vous donc..... et surtout point d'emportemens, point de reproches,» ajoutai-je à l'oreille de la dame consternée.

Elle se tut, elle dévora son chagrin ; mais ce fut par un effort violent, et je la sentis s'évanouir dans mes bras, au moment même où mes secours allaient devenir nécessaires à la demoiselle. Cette honnête baigneuse reprit assez promptement ses sens ; toutefois je dus arraisonner long-temps encore, et j'eus assurément plus de peine à calmer sa conscience qu'à accoucher sa fille.

J'emportai mystérieusement chez moi le nouveau-né ; je le cachai comme je pus jusqu'à ce que mes amis, que je mis sur-le-champ en campagne, eûssent trouvé une nourrice. On a pu voir qu'il n'avait pas été en mon pouvoir de leur dérober tout à fait cette aventure, puisque l'un d'eux était sur la voie avant que j'y fusse moi-même. Ils ignorèrent du moins quelles étaient les dames du corridor, et ne purent reconnaître ni l'une ni l'autre parmi les habitantes de l'hôtel, parce que j'eus soin de faire changer d'appartement à mes voisines.

Ce ne fut pas un petit embarras que de faire baptiser et enregistrer civilement l'enfant du corridor, dans un pays où le protestantisme règne presque exclusivement : il fallut de l'adresse et de la persévérance pour plier la légalité méthotique de nos bons Allemands à l'installation semi-officielle de ce petit Français, né clandestinement dans les états de son altesse badoise.

Quand tout fut arrangé, la maman de l'accouchée me confia qu'ignorant la position de sa fille, elle l'avait amenée à Bade pour la distraire d'une mélancolie profonde qu'elle remarquait en elle, et dont le motif s'était trop révélé depuis. Je voudrais bien pouvoir satisfaire votre envie curieuse, remonter jusqu'à la cause première de tout ceci; mais cette confidence ne me fut point faite. Tout ce que je puis ajouter, pour votre instruction, c'est que, par bonheur, les eaux ne sont pas contraires aux personnes enceintes; car, je le répète, ce régime est la providence au sein de laquelle s'ensevelit le dénouement de beaucoup d'aventures semblables à celles que je viens de rapporter.

A la fin de la saison, la mère et la fille regagnèrent leur pays; mais l'enfant resta un an entier dans le grand-duché de Bade. A l'expiration d'une année, je fus chargée de le faire revenir en France; il est élevé dans le lieu qu'habite sa famille.

SCÈNES DE VILLE.

—

Le Choléra-morbus.

—

J'ÉTAIS revenue depuis long-temps à Paris, et depuis long-temps aussi j'entretenais une correspondance avec un docteur allemand dont j'avais fait la connaissance dans mes voyages. Il était médecin en chef des bains de Carlsbad, dans les hautes montagnes de la Bohême, à huit lieues de Prague. Son emploi était lucratif: ces sources d'eau chaude sont très fréquentées pendant six mois de l'année : c'est le rendez-vous d'une nombreuse société d'Allemands, de Prussiens, de Polonais, auxquels se joint un bon nombre de Français.

Cet excellent docteur, homme simple et sincère, connaissait mes peines, et s'y intéressait vivement. Toujours il me pressait de quitter ce Paris, cette France où j'avais connu l'ingratitude sous son aspect le plus hideux. Il me proposait l'asile de ses montagnes, comme un refuge assuré contre de pareilles atteintes. « Venez, m'écrivait-il, pour oublier des in-« grats, habiter chez nos Bohémiens, qui ne « sont pas tous des diseurs de bonne aventure. « Vous y trouverez des hommes francs et « loyaux, qui ne promettent jamais que ce « qu'ils peuvent tenir. Cela vous distraira du « souvenir amer de ceux qui agissent différem-« ment; et si vous voulez exercer votre art, je « vous promets une brillante fortune et de la « considération pour vos talens. »

Un parti est toujours difficile à prendre quand il doit nous éloigner de la patrie ; il faut bien des chagrins accumulés pour en rendre le séjour déplaisant : le pays natal, ainsi que la lance d'Achille, a presque toujours le pouvoir de guérir les blessures qu'il a faites. L'offre de mon ami de Carlsbad était sensée; il eût été raisonnable de l'accepter..... Je ne sais quel espoir vague, mais doux, mais caressant, survivait au bonheur que j'avais perdu... L'amour, quelque malheureux qu'il soit, ne connaît point cet enfer du Dante, à la porte duquel l'espérance doit rester. Je ne me décidai pas à quitter les lieux naguère encore témoins de ma félicité; je ne songeai pas même à m'en éloigner à la première invasion du choléra, et lorsque la chaîne qui me retenait à Paris pouvait être empoisonnée. Voici la lettre que j'écrivis à mon Bohémien, vers le milieu d'avril 1832 :

« Je vous écrivis, il y a huit jours, mon cher « docteur, sur le coin de ma toilette, au milieu « des flacons, des essences et de tout cet arsenal « dont mon sexe consomme à pleines mains les « munitions. Je vous écris aujourd'hui entou-

« rée de chlorures, de sachets au camphre; « mon appartement est jonché de vétivert, et « ma lettre vous parviendra pénétrée d'éma« nations pharmaceutiques. Prenez-y garde « cependant : passez le papier dans du chlore « avant de lire : aujourd'hui le message de la « plus tendre amitié peut donner la mort, « comme ceux de l'amour.

« Pour moi, toutes mes précautions ne me « rassurent guère. Ma frayeur prête une hor« rible figure au fléau de l'Asie : il me semble « le voir, sylphe aux ailes sombres, planer « au-dessus du parterre que je me plais à cul« tiver ; je n'ose ouvrir ma croisée, de peur « qu'il n'entre avec les prémices embaumées « du printemps Nous voilà donc en présence « de cet ennemi redoutable, qui tue en « se cachant, comme un guérilas des Asturies, « ou comme un chouan du Bocage.

« Frivoles Parisiens ! ils rient pourtant en« core (moi la première), enveloppés qu'ils « sont de miasmes pestilentiels ; ils riment « des malices au lieu de se confesser : voici un

« quatrain que je viens de trouver sur ma che-
« minée, confondu avec des prescriptions
« hygiéniques et des recettes préservatives :

Un damné d'importance au diable dit naguère :
Du conseil de Perrier sort un de tes élus.
Ah! ah! répond Satan, lacune au ministère ;
Greffier, vite un brevet au choléra-morbus.

« Sérieusement, je crois que nos gouvernans « attendaient cet hôte asiatique, et qu'ils « comptaient le traiter en ami : les mesures « nécessitées par la terrible épidémie sont « prises ; mais on les a prises tard. Le 30 mars, « rien n'était disposé pour combattre le cho- « léra, ni dans les hôpitaux ni dans les dis- « pensaires ; aucun lieu de conférence n'était « indiqué aux hommes de l'art ; la maladie « arrivait d'Angleterre, portée sur l'aile ra- « pide des vents ; l'administration montait une « tortue pour se porter à la rencontre de cette « invasion meurtrière. Il y a plus, effrayé de « la désertion d'une partie nombreuse de la

« population, le gouvernement faisait démentir « par le *Moniteur* l'existence du fléau. Quel- « ques sceptiques en doutaient encore ; il n'y « eut plus moyen : lors d'une crise quelconque, « un démenti officiel équivaut à une confirma- « tion.

« Au moment où j'écris, les médecins obser- « vent le choléra : ils étudient ses diverses « attaques, sa marche sinueuse, ses allures « traîtresses. Mais, hélas ! la lumière ne jaillit « point encore de leurs observations ; et de « l'incertitude où languit la science naissent les « systèmes, enfans dangereux d'une doctrine « aveugle. Vingt traitemens opposés sont em- « ployés contre le même mal ; on discute sur « le bord des milliers de tombes ouvertes et « qui s'emplissent incessamment. Il ne faut « accuser le zèle de personne... Tout le monde « cherche à frapper le monstre ; mais on le « frappe dans l'ombre, et, lui, ses coups sont « sûrs, instantanés. Il éteint le rire de l'hila- « rité sur les lèvres de la jeunesse insoucieuse, « tue le convive opulent au banquet de l'a-

« bondance, enlève le pauvre dans l'abstinence « du dénument, glace l'amant sur le sein de « sa maîtresse. Tout ce qui d'ordinaire pro-« cure les jouissances et les voluptés est de-« venu, sous l'influence du chôléra, agent « de destruction et de mort... : le plaisir s'est « fait assassin; le baiser empoisonne... Le bi-« beron jette loin de lui le nectar délicieux de « Laffitte, de Nuits ou d'Aï; l'époux bannit de « sa couche l'épouse qu'il chérit... Tous les « privilégiés de nos affections sont devenus « nos ennemis.

« Ah! docteur, si vous voyiez notre capitale, « quel aspect sinistre! dans tous les quartiers « des reverbères rouges, aux reflets sanglans, « annoncent des lazarets ouverts aux mori-« bonds, et qui, le plus souvent, leur offrent « trop tard un lit!... c'est le cercueil qu'il « leur faut. Tandis qu'on s'efforce de rappeler « la chaleur aux extrémités des malades, tandis « que la décomposition, plus prompte que les « secours de l'art, épand ses traces verdâtres « sur leur visage, et que leurs membres cra-

« quent et se raccourcissent, contractés par la « crampe, signal d'une mort prochaine ; un « chariot, sépulcre roulant où s'amoncèlent « les cadavres, fait entendre son bruit lu- « gubre... Il s'arrête à la porte ; le tribut d'un « corps, chaud encore, lui est payé ; puis une « voix crie : *vingt... complet... au cimetière !...* « Le long des quais vous les rencontrez, le soir, « par convois, ces chars funéraires..... Les « flambeaux que vous apercevez au loin », « éclairent une procession de trépassés, et tel « qui la voit passer aujourd'hui, demain en « fera partie.

« Ecoutez les adieux de la rue : le fils se « sépare de son père, le frère de sa sœur, « le mari de sa femme ; demain ils doivent se « réunir, mais demain sera peut-être dans l'é- « ternité ; ils se quittent comme s'ils désespé- « raient de se revoir... Leurs adieux sont « solennels comme ceux des mourans ; le mou- « rant des temps ordinaires est en effet moins « près de sa tombe que ces Parisiens pleins de « vie et de santé. »

Telle était la lettre que j'écrivis au docteur de Carlsbad, et ce tableau n'exprimait qu'imparfaitement la situation de Paris... Pourtant j'y restais, j'y restais sous l'aile de la mort, quand le salut et peut-être la fortune m'attendaient en Bohême... Non, l'amour de la patrie n'exercerait pas seul un tel empire : j'obéissais à d'autres affections ; j'en étais fière encore ; j'en suis honteuse aujourd'hui.

SCÈNES DE VOYAGE.

—

Strasbourg. — La Quarantaine.

—

Les Parisiens qui, après la première invasion du choléra, étaient restés exempts de ses atteintes mortifères, pouvaient être comparés aux guerriers sortis sains et saufs d'une grande bataille. Je me trouvais du nombre, et, comme tant d'autres, je devais un bel hommage à la providence, car la loterie qui venait de se tirer avait eu, pour la capitale seulement, vingt mille lots funestes!.... Quelle frayeur ne dut donc pas inspirer le retour du fléau, après un intervalle de quelques mois? Oh! pour cette fois, la crainte l'emporta sur cette influence inexplicable qui me retenait à Paris, influence dont j'aurais rougi si je me l'étais expliquée nettement. Je cédai aux sollicitations persistantes de mon ami de Carlsbad; je partis au moment où l'épidémie sévissait pour la seconde fois avec toute sa rigueur.

Je me rendis tout d'une course à Strasbourg; mais je ne pus passer outre : une station de cinq jours était prescrite aux voyageurs avant de traverser le Rhin. Je dus m'y conformer, sans pouvoir même aller à Wissembourg visiter les amis que j'avais dans cette ville; je leur écrivis du moins de venir me voir; mais j'étais partie lorsque l'un d'eux reçut ma lettre.

En toute autre circonstance j'aurais passé peut-être un mois dans la capitale de l'Alsace, et je l'eusse bien employé à m'initier aux diverses curiosités de cette grande cité. Mais, prisonnière des circonstances, je ne voulus considérer que la gêne de ma situation : je me complus en quelque sorte dans l'ennui qu'elle me causait. J'étais descendue à l'hôtel du Saint-Esprit ; j'y restai confinée. J'avais seulement la ville pour prison ; je me donnai les arrêts dans ma chambre. La vue d'une petite rivière qui n'est nullement marchande, et celle d'un pont sur lequel il ne passe pas vingt personnes par jour, telle était l'unique perspective que j'avais de mon appartement. Aussi m'étais-je prise, après quarante-huit heures, à ouvrir, à parcourir, puis à délaisser tour à tour les livres dont je m'étais munie. J'écrivais aussi beaucoup : je prenais des notes sur la ville, notes dont je ne rapporte pas ici le résumé, parce que je me suis aperçu que l'objet en a été inséré dans toutes les géographies, et que je respecte trop M. Vosgien pour me déclarer sa rivale. Je préfère vous redire les contes que me faisait une vieille servante de l'hôtel, à laquelle, sans doute, j'avais eu le bonheur de plaire, et qui, le soir, accroupie auprès de moi, me répétait, dans son patois mi-français, mi-germanique, les traditions du pays sur Schneider, le terrible Schneider, l'épouvante de toutes les veillées de l'Alsace. C'était, au temps de notre première révolution, un grand terroriste, un niveleur intrépide de fortunes et de conditions, et Strasbourg fut le théâtre de ses exploits sanglans..... Ce fut aussi le lieu de son supplice, lorsqu'une réaction eut fait noyer les triumvirs dont il était le sicaire, dans le sang qu'ils avaient répandu. La vilaine ame du monstre, disent les conteuses du pays, s'enfuit dans les enfers en grondant : il ne croyait pas avoir fait assez de victimes..... Et durant les longues soirées d'hiver, quand la bise siffle le long des remparts, on entend Schneider rugir en traînant les chaînes dont Satan même a jugé prudent de le charger, de peur qu'il ne cherchât querelle aux diables et ne les fit guillotiner. Voilà, aux expressions près, ce que me rapportait la vieille servante alsacienne. A ce point de son récit elle fit le signe de la croix, puis continua : « Telle que vous me voyez, madame, je l'ai connu, ce Schneider, cet Ante-Christ.... j'avais quinze ans au plus quand il mettait la désolation dans Strasbourg et ses environs. Je me souviens d'un de ses crimes... Sainte Vierge, j'en frémis encore rien que d'y songer. Il y avait à Strasbourg un vieux marquis, vivant en paix dans son hôtel, ne conspirant point avec Coblentz; il avait même monté et équipé à ses frais un défenseur de la patrie; on le voyait à toutes les séances du club des jacobins; enfin il se conformait aux lois de la république, payait *l'emprunt forcé* et donnait son blé au *maximum*..... Je crois bien que ce n'était pas de bon cœur qu'il se conduisait de la sorte : ce marquis là se constituait bon *citoyen actif* parce qu'il avait peur..... Il vivait donc tranquillement dans son hôtel, avec une fille de seize ans, belle comme le jour..... Le clnb des jacobins s'était ingéré de choisir cette demoiselle pour faire une déesse de la liberté; mais quand on lui eut essayé le bonnet rouge, on la trouva décidément trop pâle pour jouer ce rôle, et un bel esprit du temps dit que la ville de Strasbourg ne voulait pas avoir une *liberté fardée*.

« Peu de temps après, Schneider vit la fille du marquis, en devint amoureux et voulut l'avoir. Le père se fâcha; il fut guillotiné. La pauvre jeune personne, abandonnée de tout l'univers, sans protecteur, sans appui, en trouva un dans son courage, dans son désespoir : elle repoussa avec horreur les farouches sollicitations de Schneider. Le tigre, contrarié dans ses amours, devient furieux : il en fut ainsi du terroriste. Celle qui méprisait ses soupirs, jetée dans une prison comme *suspecte*, eut à supporter de nouvelles obsessions ; Schneider lui montra d'un côté le déshonneur, de l'autre l'échafaud.... «Fais préparer le bourreau,» répondit l'intrépide demoiselle.... Et le lendemain, on la vit s'élever au-dessus d'une foule curieuse.... montant d'un pas assuré sur la guillotine. J'aurai toute ma vie devant les yeux cette figure céleste... avec sa robe blanche, sa ceinture noire et ses grands cheveux bruns épars sur ses épaules... Je crus voir un ange monter au ciel... Bientôt la belle chevelure tomba sous les ciseaux d'un bourreau... L'innocente créature fit la bascule sur la planche fatale... J'entendis un coup sourd... puis je vis trembloter un instant deux petites jambes moulées, et frémir dans son petit soulier un pied long comme mon doigt... c'était le moment où l'ame angélique prenait son vol vers le séjour des bienheureux... car celle-là doit être en paradis, ou personne n'ira. »

Quand la servante de l'hôtel du Saint-Esprit eut fini de raconter, elle me dit qu'un monsieur et une dame, logés dans la maison, faisaient ainsi que moi une espèce de quarantaine, pour obtenir la permission de passer le pont de Kell. On leur avait rapporté, ajouta-t-elle, que malgré mes lectures et mes écritures, je paraissais m'impatienter souvent, et ces voisins me faisaient demander la permission de me rendre visite. J'acceptai volontiers ce secours pour faire diversion; je reçus le couple annoncé. Dès la seconde entrevue, il me fut aisé de reconnaître le genre de lien qui unissait mes voisins.... Le sacrement n'avait jamais passé par là. La dame, confiante et expansive, ne fit aucune difficulté de confirmer mes pressentimens dans nos entretiens successifs; mais elle m'assura que cette chaîne, formée par l'amour, était cent fois plus solide que celle de l'hymen. Son ami l'aimait, disait-elle, passionnément; elle le lui rendait bien. Il y avait donc dans leur commerce, ajoutait-elle avec feu, une source intarissable de félicité. Ma voisine me disait cela, à moi, expérimentée de ce prétendu bonheur immuable dont elle caressait la chimère...... Toutefois je ne voulus pas *désillusionner* prématurément la pauvre demoiselle (car c'était une vie de vierge qui s'était ainsi abandonnée sur la foi des amours). Entre jeunes femmes, les cœurs s'épanchent vite : ma nouvelle connaissance m'avait appris que tel était sa tendresse pour son compagnon de voyage et sa confiance en lui, qu'elle venait de quitter sa famille pour le suivre à Munich.... Je tremblai à cet aveu et ne pus réprimer cette observation: « Bon Dieu ! quel garant avez-vous donc de sa sincérité pour vous livrer jusqu'à ce point. » Et remarquez, je vous prie, combien mon scepticisme était fondé : cet homme, qui me connaissait à peine depuis deux jours, paraissait vouloir me faire une cour assidue.... Cette duplicité, à peu près démontrée, me détermina à l'étudier avec attention. Il était d'une politesse si recherchée, ses manières étaient si engageantes, sa prévenance se faisait si obséquieuse que l'affection perçait dans tout cela. D'ailleurs, M. Puis....... (ainsi se nommait le voyageur) montrait une franchise tellement expansive et abondante, qu'avec un peu d'habitude du monde on ne tardait pas à reconnaître le comédien; découverte bientôt confirmée par un regard faux, oblique, et qui soutenait difficilement l'interrogation d'un œil scrutateur..... Lorsqu'on avait poussé loin l'investigation morale auprès de M. Puis......, il paraissait gêné, décontenancé, et perdait l'assurance nécessaire à son rôle. Je me gardai bien de faire part de mes remarques à ma pauvre voisine; mais, dès ce moment, je fus convaincue qu'elle était dupe d'un hypocrite.

Je songeais au triste avenir réservé sans doute à ma nouvelle connaissance, lorsqu'un soir, au moment où j'allais me mettre au lit, j'entendis frapper doucement à ma porte.

« Qui est là, criai-je de dessous mes rideaux ?

— C'est moi, madame, répondit résolument une personne dont je reconnus la voix avec surprise..... C'était M. Puis......

— Que me voulez-vous, demandai-je brusquement ?

— Madame est-elle avec vous?

— Vraiment, non, et je vais me coucher...

— C'est justement pour cela. Ouvrez-moi, j'ai beaucoup de choses à vous dire; ouvrez, ouvrez, je vous prie.

— Impertinent! retirez-vous, répliquai-je d'un accent courroucé.... » Ce fut ma seule réponse à la plus insolente proposition.... et j'entendis s'éloigner Puis....... et dire, à voix basse, dans l'éloignement : « Je me retire, mais vous êtes bien méchante. »

J'avais écrit de Bar-le-Duc à Paris, pour que l'on m'envoyât, à Strasbourg, divers objets que la précipitation de mon départ m'avait fait oublier; quel fut mon chagrin lorsqu'au lieu de mes effets, je reçus l'avis que ma bonne mère venait de tomber malade, que l'on craignait qu'elle ne fût atteinte du choléra, et qu'on m'engageait à hâter mon retour à Paris, si je voulais la trouver encore vivante. Lorsqu'on porte au cœur les sentimens d'une fille pénétrée de ce qu'elle doit à sa mère, on cesse de craindre pour ses propres jours dès qu'on tremble pour ceux d'un objet si cher.... Je précipitai mes préparatifs de départ, accusant la lenteur du temps qui devait s'écouler avant que je me trouvasse au chevet de ma mère, lorsque je vis entrer ma voisine tout en pleurs.

« Vous repartez pour Paris, me dit-elle à travers ses sanglots.

—Hélas! oui, lui répondis-je en soupirant,

je serai en route dans deux heures, et ce retard va me paraître bien long.

— C'est que, reprit l'amie de M. Puis....., avec hésitation, j'ai bien envie de vous accompagner.

— Pourquoi? demandai-je avec quelque surprise, en levant les yeux sur celle qui me parlait.

— Sachez, madame, que depuis hier je n'ai pas vu M. Puis......; il n'a pas même couché cette nuit à notre hôtel....

— Ah! ma chère enfant! m'écriai-je avec l'accent d'un triste pressentiment, cet homme vous aurait-il abandonnée ?

— J'en ai grand'peur.... Ses malles sont vides.... sans doute il a fait enlever clandestinement les effets qu'elles contenaient.

— Eh bien ! félicitez-vous, ma chère, dis-je en appuyant sur les mots : cet abandon est, dans votre position, un véritable bonheur; vous étiez livrée à l'homme le plus volage, le plus faux.... Et, pour appuyer cette assertion, je lui racontai la tentative faite à ma porte par le fugitif.

— Vous le voyez, ajoutai-je vivement, il méditait déjà sa fuite, et voulait laisser dans cette auberge deux victimes au lieu d'une. »

La nouvelle Ariane ne pouvait mieux faire que de revenir à Paris, et de rentrer dans sa famille. Malheureusement son Thésée la laissait sans un centime ; sa position eût été des plus affligeantes, si le hasard ne m'eût pas jetée là tout exprès pour l'aider dans cette circonstance difficile. Je la ramenai à Paris, en me chargeant d'acquitter le prix de sa place à la diligence et les autres frais de son voyage. Mais j'avais reconnu trop de délicatesse dans cette demoiselle, et j'en avais trop moi-même pour lui offrir de tels secours à titre de don : je lui promis d'accepter plus tard quelques bijoux, en remboursement de mes petites avances.

On pense bien que ma compagne de voyage, enfant prodigue irréfléchie des trésors de son cœur et de ses charmes, eût à supporter une semonce orageuse en rentrant au sein de sa famille, l'une des plus distinguées de la capitale ; mais quel père, quelle mère, ne s'apaisent pas lorsqu'ils songent que leur fille infortunée paiera, par le malheur de toute sa vie, la faute d'un moment.... Et pour comble de calamité, cette faute était empreinte d'une marque ineffaçable : mon amie de Strasbourg se trouvait enceinte..... Nous verrons ci-après comment se dénoua cette déplorable aventure.

ASSISTANCE XVIII.

Singulier Cadeau.

Mise par le hasard dans le secret de la personne que j'avais ramenée de Strasbourg, il était entendu que je serais appelée à la délivrer. Je le fus en effet. Les parens de l'accouchée s'étaient montrés clémens envers leur fille; mais ils ne voulurent jamais consentir à faire élever l'enfant dont elle était mère. Elle même, trop malheureuse de cet événement pour laisser arriver jusqu'à son cœur l'amour maternel, se prononça vivement pour qu'on envoyât le nouveau-né à son coupable père. J'objectai inutilement à cette famille irritée que l'enfant serait mis infailliblement aux orphelins : « Il en fera ce qu'il voudra, me « répondit-on ; nous ne voulons pas voir parmi « nous l'enfant d'un pareil monstre. » J'aurais pu répliquer que Puis....... seul était criminel; que lui seul méritait d'être traité avec colère, et que la pauvre petite créature ne devait inspirer que de la compassion. Je m'abstins d'une telle réflexion : l'honneur blessé est peu compatissant. Sur l'invitation de la famille, j'avisai au moyen d'empêcher l'enfant de crier * pendant le trajet qu'on se disposait à lui imposer. Cette mesure prise, nous le mîmes dans un panier que nous ficelâmes avec soin, et qu'on avait eu la précaution de percer

* Ce moyen consiste à faire bouillir le quart d'une tête de pavot dans un poisson de lait, qu'on laisse réduire à moitié en bouillant. On fait prendre cette potion à l'enfant, et il reste calme pendant quelques heures.

à divers endroits, afin que l'air parvînt dans cette bourriche d'une espèce nouvelle. Tout cela étant disposé, nous chargeâmes un commissionnaire de porter le panier à M. Puis..., rue de Richelieu, hôtel du Brésil. Un domestique avait l'ordre de suivre l'exprès, de s'assurer qu'il entrait à l'adresse indiquée, et de rester aposté dans les environs, jusqu'à ce qu'il vît sortir Puis..... qu'il connaissait très bien, car ce même domestique avait été chargé, depuis quelque temps, d'épier le monsieur. Notre espion nous avait même dit que cet homme paraissait avoir pris un logement dans l'hôtel garni qu'il habitait alors, parce qu'il y avait fait recevoir, comme fille de chambre, une jeune Gasconne dont il s'était emmouraché précédemment à Bordeaux.

Une demi-heure après que le commissionnaire fut ressorti de l'hôtel, notre affidé en vit sortir à son tour Puis.....; il le suivit jusqu'à la porte d'une sage-femme demeurant rue du Faubourg-Montmartre. Cette connaissance acquise, le valet observateur retourna à son poste de la rue de Richelieu. Au bout de trois heures, la Bordelaise se montra portant le panier, et d'un pas fort leste elle se rendit chez la sage-femme que Puis..... avait visitée le matin. Nous sûmes plus tard que cette femme s'était fait donner trente francs pour aller déposer l'enfant aux Orphelins. On nous dit aussi que l'un des parens de la demoiselle, qui s'était montré contraire à l'envoi du nouveau-né à son père, avait fait une démarche auprès de ma collègue pour se le faire remettre. Elle refusa de satisfaire à cette demande et fit bien; mais elle promit au réclamant de lui faire savoir les noms sous lesquels l'orphelin aurait été enregistré.

Cette aventure m'en rappelle une du même genre, mais plus complète, plus concluante; sa place est ici. Je venais d'accoucher un matin chez moi une jeune demoiselle d'une famille assez distinguée, lorsque sa mère, qui me l'avait amenée, entra tout en larmes, et me dit que le séducteur de sa fille se mariait, le jour même, avec une autre personne

« Bien qu'il habite le septième arrondisse-
« ment, ajouta cette dame, il a fait publier
« ses bans et se marie à la mairie du troisième;
« c'est là que je veux lui envoyer l'enfant;
« et si la cérémonie civile est finie, on le por-
« tera à l'église : on remettra à cet infâme le
« fruit de son crime, au pied de l'autel où sa
« bouche va consacrer le parjure. »

La résolution de cette mère outragée était irrévocable; je vis que je perdrais mon temps à vouloir la combattre : j'employai donc ma précaution ordinaire pour empêcher l'enfant de crier, et le pauvre petit jouet de la destinée fut envoyé à la mairie. Il fallut de l'adresse, de la persévérance même pour faire parvenir au marié ce singulier message. Le garçon de bureau refusait au porteur l'entrée du lieu où les futurs conjoints attendaient l'arrivée, toujours tardive, de M. l'adjoint, qui mesure largement l'attente à ses cliens, lorsque ce ne sont ni des pairs de France ni des députés du centre. Enfin à force d'obsession, peut-être avec l'assistance de quelques séductions monnayées, le nouveau-né fut introduit dans la salle où sont prononcées les formules d'état-civil.

L'officier public, le ventre enveloppé de l'insigne soyeux aux trois couleurs, venait de monter à l'estrade où sa voix municipale faisait des époux, après avoir fait, à domicile, l'article du magasin ou le courtage du trois-six.

Les deux fiancés prenaient place sur la banquette qui leur était destinée; les parens et amis se pressaient derrière le couple requérant à l'autel de la loi... Tout à coup, et au moment où M. l'adjoint passait la langue sur ses lèvres pour débiter sa harangue préliminaire, on place devant le marié un paquet volumineux, avec cette suscription : *Cadeau de noce de M..... à sa nouvelle épouse*. On ouvre le paquet et l'on trouve, attachée aux langes, une étiquette portant les noms et prénoms de la mère; l'heure de la naissance de l'enfant dans cette même journée; enfin le nom de son père... A cet aspect, stupéfaction générale !... puis, une scène violente, dont je vous dois le récit. La mariée, jeune personne de caractère et de résolution, se lève et s'écrie :

« Arrêtez, monsieur l'adjoint, le lien que vous alliez consacrer est rompu : fermez le livre de la loi ouvert devant vous ; faites biffer sur les registres de la mairie l'acte de mon mariage avec le père de cet enfant.

— Quoi, mademoiselle, dit vivement le jeune homme, c'est ainsi que vous osez m'humilier en public ?

— Que j'ose! reprit la demoiselle avec l'accent de l'indignation..... est-ce vous plutôt qui avez l'audace de réclamer contre la juste expression de ma colère ; vous qui venez ici revêtir d'un sceau respectable la plus infâme conduite; vous qui ne craignez pas, après avoir trompé une autre personne de mon sexe, de me demander, aux yeux de la loi, l'amour, la soumission d'une épouse fidèle et dévouée?.... Allez, allez, monsieur, tout est rompu entre nous..... vainement solliciteriez-vous la continuation de la cérémonie, je répondrai *non* à l'interrogation de monsieur l'officier de l'état-civil..... Courez rendre l'honneur à celle que vous avez indignement abusée; donnez un père à cette infortunée créature..... voilà les seuls devoirs que vous ayez à remplir, la seule conclusion matrimoniale qui vous soit permise!... Que le public, en présence duquel vous venez d'être convaincu de noire perfidie, vous voie bientôt, dans cette même salle, devant ce même magistrat, réparer une si grande ſaute, en prenant pour épouse celle que vous alliez vouer au déſespoir. »

A ces mots, la jeune mariée s'élança hors de la salle, et courut, enveloppée de son voile nuptial, se cacher dans la voiture qui l'avait amenée, tandis que la foule élégante des convives s'écoulait tristement. Chacun d'eux, commentant à sa manière cet incident étrange, regagna sa demeure, déposa sa parure des fêtes, et se vengea peut-être en épigrammes de la perte d'une journée de plaisir.

SCENES DE VILLE.

—

Ce que devient la reconnaissance après le danger.

—

Le choléra s'était éloigné une seconde fois de Paris, après avoir ajouté de nouveaux milliers de victimes à celles qu'il avait atteintes durant sa première invasion... Mais que la grande plaie qu'il venait d'ouvrir dans la société fut long-temps saignante : partout on ne voyait que sujets de tristesse et de regret. Une foule se réunissait-elle sur un point, vous la voyiez noire de deuil. Passiez-vous, le soir, dans certaines rues naguère étoilées de lumières à tous les étages, la moitié des croisées étaient sombres : des ménages entiers avaient disparu...... L'épidémie en traversant ces quartiers y avait éteint la lumière, le mouvement, la vie. Un morne silence, le silence du désert, régnait là où, peu de semaines auparavant, tourbillonnaient le tumulte et l'activité. Rencontrait-on ses connaissances, on n'osait les interroger sur leur famille, ou si, par intérêt, on hasardait des questions à cet égard, la réponse, dix fois sur vingt, était : *Mort ou morte du choléra.*

Cependant la philanthropie d'un grand nombre de citoyens, et surtout le zèle des médecins avait diminué les rigueurs du fléau : la Faculté de Paris put aisément compter ceux de ses membres dont le dévouement ne s'était pas signalé dans cette grande calamité publique. Le moment des récompenses était venu ; on y songeait même depuis quelque temps. Je copie, à cette occasion, le récit d'un jeune

médecin, critique spirituel autant que sensé, dont je citerai plus d'une fois les opinions dans le courant de ce chapitre. « Pendant l'é-
« pidémie qui vient de nous frapper, dit ce
« savant, le zèle et le dévouement des méde-
« cins inspiraient tant d'admiration et de re-
« connaissance, que la voix publique demandait
« qu'on leur élevât un monument, pour en
« perpétuer le souvenir. Il est certain du
« moins que l'administration municipale déli-
« béra sur la récompense qu'on leur devait, et
« qu'on publia dans tous les journaux qu'une
« *médaille d'or* leur serait décernée. Le cho-
« léra cessa d'être aussi meurtrier; on décida
« que la *médaille serait d'argent*. Une recru-
« descence survint, on parla de nouveau de la
« médaille d'or. Mais le fléau ayant cessé ses ra-
« vages, il fut arrêté que l'administration, vou-
« lant que son témoignage de reconnaissance fût
« conservé dans les familles, et l'or ou l'argent
« pouvant tenter la cupidité des héritiers ou le
« besoin des titulaires, *le bronze était préféra-*
« *ble*..... Le choléra n'ayant par reparu, cette

« décision fut la dernière *. » Ceci ne vous rappelle-t-il pas, lecteur, la générosité de ces matelots qui, durant une tempête, promirent à la Vierge un cierge gros comme leur grand mât, et qui, le danger passé, ne lui donnèrent rien du tout.

Une médaille de bronze! eh bien! soit: à Rome les défenseurs, les libérateurs de la patrie se contentaient d'une simple couronne de chêne. Mais voyons comment ce bronze rémunérateur fut distribué après la terrible épidémie. Je ne vous parlerai pas des croix d'honneur, des pensions, des titres honorifiques : dans cette circonstance, comme dans toutes, ces distinctions et ces faveurs furent le partage des personnages éminens. Dans les hôpitaux, dans les ambulances, à domicile, la maladie avait été combattue par les jeunes docteurs, par les élèves surtout, et par bon nombre de ces sœurs bienfaisantes qui se sont vouées au soulagement

* *De la Patente des Médecins*, par A. L. Louyer-Villermay (neveu), docteur en médecine de la Faculté de Paris.

de l'humanité. Des employés laborieux s'étaient exposés à l'invasion pour enregistrer les cholériques, diriger le service des infirmiers, et faire distribuer avec ponctualité les secours et les médicamens..... Au jour de la récompense, on supprima leurs fonctions, on les renvoya, leurs émolumens cessèrent, heure pour heure, avec l'emploi de leur dévouement. Mais les médecins en chef, les inspecteurs généraux, les administrateurs des hospices, les maires, et quelques autres personnages dont l'activité avait été prodigieuse... dans les journaux, furent félicités, décorés, *embaronnés*. En un mot, après le choléra, les profits, les honneurs et la gloire advinrent à ceux qui, du fond de leur appartement, inondé de chlorure, avaient attaqué le fléau du bec de leur plume, comme, après les journées de juillet, les mêmes grâces s'étaient répandues sur ceux qui venaient de sauver la patrie de toute l'énergie de leurs vœux..... J'ai vu ces hommes du lendemain d'une révolution ou d'une épidémie, se gonflant la poitrine pour mieux faire valoir le ruban, mi-partie bleu, mi-partie rouge, qu'ils avaient conquis dans la guerre du savoir-faire, où les intrigans sont de si habiles généraux... Revenons aux médailles de bronze.

Monnaie de mince valeur destinée aux dévouemens prolétaires, on en donna quelques unes à de bons serviteurs; la nullité ne fut guère favorisée que dans la proportion de moitié des récompenses; cet acte de justice distributive mérite d'être recueilli par l'histoire.

Après ce déplorable abus de la plus belle des prérogatives de l'autorité, celle de récompenser les vertus nationales, l'administration, se persuadant ou paraissant se persuader qu'elle avait acquitté sa dette de reconnaissance, revint sans scrupule au projet le plus injuste, le plus malsonnant à l'oreille de la raison, celui d'augmenter et de généraliser le droit de patente, frappé sur l'exercice de l'art de guérir. La voix morale du siècle s'est élevée plus d'une fois contre une telle fiscalité! mais la morale et la finance ont peu d'empire l'une sur l'autre : elles sont antipathiques comme le feu et l'eau. Le raisonnement a voulu descendre dans l'arène contre le projet qui patentait la bienfaisance : on lisait, l'an dernier, dans un rapport de l'association médicale : « Il « était réservé aussi à la médecine d'acheter « le droit de faire le bien, en payant un im- « pôt qui l'assimile aux conditions industrielles « et mercantiles, celui de patente *ou de bouti- « que* ouverte; et, ce qui paraîtra plus qu'une « anomalie dans notre législation, c'est que la « médecine soit la seule des professions libéra- « les et intellectuelles qui ait à subir un pareil « impôt; que cette singulière préférence s'exerce « exclusivement sur la pensée de ceux qui mé- « ditent le salut de l'humanité, qui consacrent « leurs veilles au soulagement de ses souffran- « ces, qui vont, au prix de leur existence, au- « devant de la contagion et de la mort. »

Ces argumens, si justes, si puissans, ont glissé sur l'épiderme de nos financiers, et n'ont point ému leurs entrailles, que l'or seul peut faire palpiter... Vainement, à l'heure où l'on se dispose à reproduire le projet quelque temps ajourné, M. le docteur Louyer-Villermay neveu, dont j'ai déjà cité l'écrit, a-t-il opposé aux vues du fisc la peinture touchante des études laborieuses et semées de dangers que le médecin doit faire; vainement l'a-t-il montré traversant la vie environné du même labeur et des mêmes périls;... vainement enfin a-t-il accablé les hommes d'argent de cette chaleureuse ironie : « O toi qui te destines à la « carrière médicale, consulte bien tes forces « et ta santé; que Dieu t'accorde une vie « exempte d'infirmités; meurs sans les avoir « connues, car la vieillesse serait pour toi un « double fardeau!... Médecin valétudinaire que « la fièvre dévore, que la phthisie consume; « médecin infirme, accablé d'ans, marche, « marche et satisfais le fisc, ou bien il viendra « t'enlever tes livres, tous tes meubles, excepté « ton lit; marche jusqu'au jour où il n'y trou- « vera plus qu'un cadavre. »

Cette critique élevée contre le projet qui tend à perpétuer la patente des médecins, le frappe, non seulement de ridicule, mais d'infamie.... Assimiler les secours portés, à toute heure de jour et de nuit, au chevet du malade au débit d'une marchandise; considérer le savant occupé de retremper les sources de la vie au boutiquier qui distribue le poivre ou mesure la cassonade; classer, en un mot, dans une même catégorie l'émission de la science et le trafic de l'intérêt.... c'est trop stupide!

Et la sage-femme! on n'a pas même daigné discuter en sa faveur cette hérésie financière : elle est patentée sans conteste depuis longtemps. La voyez-vous sortir de chez elle par une nuit sombre et froide, quelquefois par une pluie d'averse.... on l'a tirée brusquement de la douce chaleur de son lit.... non seulement elle court soulager un être souffrant, mais son assistance va compléter la vie d'un nouvel hôte de la terre : d'une main elle donne l'existence, de l'autre elle la conserve.... Eh bien! ceci s'appellera une exploitation, une manutention industrielle.... Le fisc ne verra dans cette mission d'une bienfaisance nocturne, d'une bienfaisance exercée au mépris des frimas, des orages, des maladies qui résultent d'une transition rapide du chaud au froid, du repos à la fatigue, il ne verra dans tout cela, le fisc, qu'un travail imposable, qu'un lucre à partager avec une femme. Cependant sa vie sera bientôt usée, et elle ne trouvera pas même, si elle reste pauvre, l'oreiller de l'hospice, après s'être consacrée dix, quinze, vingt ans au soulagement de l'humanité... à moins qu'elle ne sache se procurer des *protecteurs, des apostilles, des recommandations;* car voilà ce que, de nos jours, on appelle des droits.

ASSISTANCE XIX.

Les Deux Tendresses.

Une jeune dame, épouse d'un propriétaire demeurant rue Saint-Jacques, s'était fait inscrire chez moi pour que j'allasse l'accoucher, lorsque le temps de sa délivrance serait venu. J'allai d'abord la saigner, et comme elle se trouvait habituellement indisposée, elle désira me voir souvent, afin de me consulter. Dans les différentes visites que je lui fis, je reconnus que sa grossesse présenterait assurément quelque phénomène, et telle était la cause du malaise de cette dame. Car un semblable dérangement de santé, chez une femme enceinte, est presque toujours la conséquence d'une mauvaise position de l'enfant, ou d'une conformation vicieuse de quelque partie de ce fœtus ; à moins encore que cette suite d'indispositions ne soit due à la présence de deux enfans.

Il était difficile, au point où se trouvait la grossesse, de prononcer affirmativement sur la situation des choses; mais je pus dès lors augurer que l'accouchement serait laborieux, et je tins à le faire moi-même.

Quand le travail fut commencé, je m'aperçus, au premier toucher, que l'enfant offrait une dilatation extraordinaire des fontanelles, circonstance grave, qui m'apprit que cet enfant était hydrocéphale. Je me trouvai alors dans une situation morale extrêmement délicate: depuis plusieurs mois que je venais chez ma cliente, j'avais eu souvent occasion de remarquer les transports de joie avec lesquels on parlait de l'enfant qu'on attendait; il devait former le complément d'un bonheur conjugal exempt de nuages. On ne s'entretenait qu'avec un véritable enthousiasme de l'arrivée en ce monde d'un fils si ardemment désiré, et la mère ne croyait pas payer trop cher, par de longues souffrances, la douce satisfaction d'allaiter cette petite créature, qu'on adorait avant qu'elle fût née. Mais c'était le papa qu'il fallait entendre... il procédait en perspective à l'éducation de son fils (car ce devait être infailliblement un garçon) : il saurait le latin comme Cicéron, le grec comme Démosthènes; il serait versé dans le droit romain comme Justinien, dans le droit français comme Cujas, Barthole et Pothier. « Avocat, disait l'excellent père, on parvient à tout : mon fils profitera de ma qualité d'éligible que je lui transmettrai; il sera député, lui..... Député et avocat... voilà deux conditions presque infaillibles pour devenir ministre..... Oui, j'en réponds, mon fils deviendra ministre. . Hein !

ma femme, seras-tu fière quand tu entendras donner de l'excellence à notre cher enfant... Moi, père d'un homme d'état, je serai respecté, vénéré dans le quartier Saint-Jacques... quand je passerai, tous les chapeaux s'abaisseront; on me laissera le haut du pavé... Père d'un ministre ! vraiment il ferait beau voir qu'on ne me rendît pas des devoirs... Une faveur ministérielle, cela doit refluer sur deux générations ascendantes au moins. J'obtiens la croix d'honneur, pour avoir donné le jour au plus ferme soutien de la monarchie ; vous, ma femme, vous entrez de droit dans le comité de bienfaisance de l'arrondissement, et mon vieux père est nommé d'emblée marguiller d'honneur de la paroisse... Ah ! j'oublie l'essentiel : je fais une pétition au préfet pour être dégrevé d'impôt foncier sur mes deux maisons... la pétition du père d'un ministre, c'est un ordre pour le simple administrateur d'un département : on m'enlève une charge annuelle de 3 ou 400 francs, et l'on dissémine cela sur une douzaine de petits contribuables, sans conséquence... Allons, ma femme, allons dépêchez-vous de donner à la France un Sully, un Colbert, un Turgot, un Necker, même un Villèle... mais seulement au pis-aller. »

J'avais vu bâtir, pendant deux ou trois mois, ces châteaux en Espagne; jugez de mon embarras, de ma désolation : il fallait, d'un souffle, les faire crouler. Cependant je devais parler sans le moindre délai : l'accouchement allait devenir on ne peut plus dangereux pour la mère, si les moyens indiqués en pareil cas n'étaient pas employés avec promptitude. Je tirai donc à l'écart le mari de ma cliente, afin de lui porter le coup terrible, mais indispensable, qui devait atteindre sa sensibilité paternelle. Un de ces médecins qui croient avoir signalé le complément de la science en se livrant à une brusquerie poussée jusqu'à l'inhumanité, eût dit au brave homme qu'il s'agissait d'informer : « Monsieur, l'enfant est « hydrocéphale ; il faut le sacrifier ou sacrifier « sa mère; choisissez. » Cela peut-être fort doctoral; mais, selon moi, c'est d'une révoltante barbarie... J'éloignai ces formes acerbes.

« Monsieur, dis-je au propriétaire de la rue Saint-Jacques, l'enfant que nous attendons pourra ne pas vivre; je vous l'annonce avec chagrin : je viens de m'assurer par le développement excessif de sa tête qu'elle est atteinte d'hydropisie; et, dans cet état, sa proportion est telle qu'on ne peut guère espérer un accouchement heureux, à moins...

— Eh bien! madame, achevez?...

— A moins qu'on n'opère à l'instant même la perforation du crâne, afin de diminuer le volume de la tête par l'écoulement des eaux qu'elle renferme.

— Dieux! qu'entends-je? malheureux père! s'écria l'excellent bourgeois tout en pleurs, quoi, ma chère dame, il n'y aurait pas moyen d'éviter un tel malheur?

— Le moyen, monsieur, serait un malheur plus grand, répondis-je avec gravité; les jours de madame seraient en danger.

— Ah! que me dites-vous?...

— Et ceux de l'enfant ne pourraient être sauvés... la nature l'a condamné avant de naître...

— Affreuse situation !...

— Monsieur, monsieur, hâtons-nous de prendre un parti... N'attendons pas que le travail soit plus avancé, et que la nature se soit épuisée en efforts inutiles... Par bonheur, je me suis aperçue à temps de la mauvaise conformation de l'enfant... Mais, je vous le répète, il faut se hâter de faire une opération indispensable... je vous prie d'appeler un médecin-accoucheur renommé : M. Capuron ou M. Désormeaux.» Je prononçai ces paroles avec une extrême vivacité : le mari de l'accouchée vit qu'il n'y avait pas à balancer un instant... On courut de sa part chez M. Capuron ; il était absent; l'exprès amena M. Désormeaux. Ce médecin confirma tout ce que j'avais dit ; ajoutant avec grâce que j'aurais fort bien pu opérer seule. Mais, malgré cette déclaration obligeante, je ne voulus point accepter la responsabilité de l'événement, et j'exigeai même qu'un second docteur en fût témoin. L'opération qui devait sauver l'accouchée, en sacrifiant une créature qui n'avait point encore vu le jour, fut faite, je puis le dire, avec adresse, et deux heures après les premières douleurs, ma cliente était heureusement délivrée. Cet accouchement compliqué, et surtout la prudence avec laquelle j'en avais prévenu les funestes accidens, me firent le plus grand honneur dans le monde médical. Considérée sous le point de vue moral, ma conduite, dans cette circonstance, me valut également des éloges, qui ne me furent point épargnés : le propriétaire de la rue Saint-Jacques, particulièrement, loua les ménagemens délicats avec lesquels je lui avais peint le danger de son épouse. Il se consola de la perte, bien affligeante, sans doute, d'un enfant sur lequel il avait fondé de si belles espérances, en songeant qu'il pourrait, au premier jour, recommencer le ministre futur qui venait d'être soustrait à sa tendresse.

Je dois ajouter, à propos du cas véritablement critique dont je termine la narration, qu'il n'y aurait peut-être pas un seul accouchement périlleux si, dès les premiers signes d'un travail difficile, on mettait le temps à profit pour seconder les efforts de la nature : je ne connais que les vices de conformation du bassin qui présentent des difficultés assez graves pour mettre en défaut le talent du plus habile opérateur.

SCENES D'INTÉRIEUR.

—

Souvenirs.

—

Par une matinée pluvieuse de novembre, j'étais assise à ma croisée, les yeux fixés sur les arbres de mon jardin, que l'automne dépouillait incessamment de leurs feuilles jaunies. Je les voyais tomber, une à une, sur cette terre qui crée tout et finit par tout ensevelir. « Ainsi, me disais-je tristement (car rien n'attriste comme la pluie), ainsi se détachent les ours de notre vie si rapide, et qui nous semble quelquefois si longue. Mais cette verte parure du bosquet, elle renaîtra l'an prochain, et les belles journées de notre jeunesse tombent sans retour : à peine nous en reste-t-il le souvenir, reflet souvent incommode, quelquefois consolant, de temps en temps récréatif.» Et je me pris à chercher dans ma mémoire quelque case où je pusse trouver une distraction, un souvenir à opposer aux brunes pensées que je sentais prêtes à me dominer.

J'avais rêvé quelques intans, lorsque, tout à coup, je partis d'un grand éclat de rire... Il faut que je vous dise d'abord pourquoi : en explorant la case dont je vous parlais tout à l'heure, je l'avais trouvée remplie de médecins : elle en était noire comme la plaine où s'est abattue une nuée de corbeaux. Mais tous ces docteurs ne s'étaient pas montrés amusans ; je vous ai parlé de plusieurs dont les actions ne se sont jamais nuancées de rose. Or, je voulais, ce jour-là, conjurer la tristesse et l'ennui : ce n'était pas le cas de me rappeler les procédés de M. Duroche, par exemple. Mais en cherchant bien dans cette mêlée doctorale, j'y trouvai une figure passablement comique, et certain épisode qui ne l'était pas moins. Cet épisode se rapporte au temps de mes études; vous dire qu'en faisant naître l'occasion de le raconter, je cherche à remplir une lacune, ce serait se donner le mérite d'une franchise inutile, car vous avez déjà deviné cela; et j'avouerai seulement que si j'ai rêvé devant ma croisée, en regardant la pluie tomber, c'était pour amener, sans trop de labeur, le récit que voilà.

Quelque temps avant d'avoir mon diplôme, je suivais un cours théorique et pratique d'accouchemens, que le docteur Clem... faisait chez une sage-femme, rue de la Harpe. Il m'a toujours semblé que le meilleur moyen d'acquérir la bonne méthode dans un art, est d'en comparer les divers enseignemens, et de se former une sorte de doctrine de ce qu'on y a observé de mieux. Toute école est par essence exclusive, extrême dans ses opinions;

dans ses systèmes : il faut glaner la perfection en parcourant les domaines du savoir ; si l'on voulait la moissonner sur un seul point, on recueillerait assurément plus d'ivraie que de bon grain, plus de lueurs trompeuses que de vraies lumières. Ainsi, non contente d'avoir étudié avec madame Lachapelle, avec M. Dubois, je recherchai, dans les leçons du docteur Clem...., non pas des ressources pour mieux faire, mais des moyens de faire, au besoin, autrement.

J'explorai donc le champ de la science avec ce nouveau professeur; j'en trouvai ainsi, il faut le dire, une dose modeste; mais en récompense, je rencontrai à ce cours l'origine d'une longue suite de dégoûts, mais de dégoûts qui furent quelquefois amusans. Je n'avais pas écouté trois leçons du docteur, que je devins l'objet de ses préférences, ou plutôt de ses obsessions... c'était vraiment un amour bien prononcé, avec tout son bagage de fades complimens, d'attentions que l'on cherchait à rendre délicates, et qui n'étaient qu'assommantes;

de missives ampoulées, et d'autant plus ridicules que mon galant médecin avait cherché à les rendre plus expressives. Je m'empressai de me soustraire, autant que je le pus, à cette inquisition soupirante; mais M. Clem... me suivait partout. Lorsque je l'apercevais sur mes traces, je doublais le pas, je prenais une rue à gauche, puis une à droite, puis une troisième; ricochant sur la voie publique comme un lapin que poursuit le chasseur..... Vaine précaution; après cette manœuvre laborieuse, je me retournais : mon traqueur infatigable était là, insultant de son sourire à tous les soins que j'avais pris pour l'éviter.

Un matin, à six heures, je me rendais au Jardin des Plantes, où je suivais le cours de botanique de M. Desfontaines; je longeais la rue de Sorbonne, rue ordinairement déserte, surtout durant les premières heures de la matinée. Eh bien! mon importun Céladon y était déjà, épiant mon passage; il venait de m'aborder en se frottant les mains, lorsque j'aperçus sur le pavé une boîte soigneusement ficelée et cachetée, que je ramassai en sa présence... Plus amoureux qu'intéressé, le docteur ne songea nullement à me demander sa part de la trouvaille, et je le lui fis observer en riant.

« Hélas ! mademoiselle, me répondit-il d'un ton piteux, ce serait un trésor et je l'aurais trouvé, que je vous l'offrirais tout entier. Il est vrai que ce serait en échange d'un trésor plus précieux.

— Et lequel donc, monsieur le docteur ?

— Lequel, charmante ingrate ? celui que vous serrez bien fort sous votre schall... Ce petit cœur qui, par malheur, est aussi dur qu'il doit être joli.

— Oh ! ce cœur là n'est pas un bien perdu, et je n'en dois compte à personne...

— Tant pis, ma belle enfant, tant pis ; il vaudrait mieux le donner que de vous le laisser prendre, et c'est ce qui vous arrivera...

—Pas ce matin, docteur... Mais veuillez, je vous prie, me laisser continuer ma route : la leçon de M. Desfontaines sera commencée.

— Ah ! je sais, mademoiselle, vous apprenez à connaître les fleurs... Eh bien ! je ne vous fais pas sortir de votre cours, car mon amour est la fleur du plus pur sentiment.

— Bonjour, monsieur Clem..., je n'en suis pas encore à l'étude de ce genre-là.

— Vous y viendrez bientôt, cruelle, et vous prendrez, j'en suis sûr, un professeur qui ne me vaudra pas...

— Possible, docteur, répliquai-je de loin ; mais je l'aurai choisi...

En ce moment, j'arrivais devant le magasin de M. Lefuel, libraire, rue Saint-Jacques ; je me disposai à y entrer pour déposer ma boîte. Du seuil de la porte, je saluai mon obstiné poursuivant, qui, croyant sans doute que j'allais faire une longue station dans cette maison, se décida à s'éloigner... J'en fus débarrassée pour cette fois.

Tout en continuant ma route vers le Jardin des Plantes, je réfléchissais aux assiduités galantes de MM. les médecins auprès des jeunes élèves sages-femmes ; car le docteur

Clém... ne m'en offrait pas le premier exemple: j'avais eu déjà l'occasion de voir plusieurs fois ce petit hors-d'œuvre de l'enseignement médical, à l'égard de quelques unes de mes condisciples. Je me rappelai ce qu'on m'avait dit des professeurs du Conservatoire, où les demoiselles n'apprennent bien à chanter ou à déclamer qu'autant qu'elles acquittent certain tribut, dont ces messieurs se montrent fort jaloux. Ainsi une jeune personne qui se destine au théâtre, quand elle a profité des leçons qu'elle est censée avoir reçues gratis, apporte dans la carrière dramatique une initiation complète à toutes les parties de son art. Sans doute c'est dans le même but que MM. les professeurs d'accouchemens font la cour aux élèves sages-femmes, jusqu'au point de vouloir remonter aux principes les plus élémentaires de cette science... à la plus grande gloire de la faculté.

En revenant du cours, je repris, chez M. Lefuel, la boîte toujours scellée que j'y avais déposée. Voici maintenant une de ces actions qui, chez une femme, vous paraissent toujours, messieurs, de véritables phénomènes... Voudrez-vous bien me faire la grâce de croire que la petite caisse dont il s'agit, resta toute la journée en mon pouvoir sans avoir été ouverte. Toutefois, à propos de cette curiosité féminine domptée, je ne veux accepter que des hommages mérités: un mémorialiste doit, avant tout, être véridique et sincère. J'ajouterai donc que je me sentais bercée d'une douce illusion en soupesant ma trouvaille, dont la pesanteur spécifique, assez considérable, faisait voltiger dans ma pensée mille chimères d'opulence. Chacune d'elles était un bien réel, puisqu'il me satisfaisait, et je me dis jusqu'au soir: « Ne tuons pas notre poule aux œufs d'or. » Enfin, soit affaiblissement d'espoir, soit récidive d'inclination féminine, je brisai machinalement le cachet de la boîte; j'en coupai même un peu vite la ficelle; je fis sauter le couvercle... Il y avait de l'or dans ce coffre... mais autour de six petites tasses à café et leurs soucoupes, accompagnées d'un joli sucrier ; le tout en porcelaine et peint fort délicatement... Je fus ruinée...

A cette époque, j'allais souvent voir, rue du Pot-de-Fer, le docteur Dalié, médecin de feu mon tuteur... Encore un médecin, va-t-on dire... Oh ! mais celui-là ne doit pas être compté parmi les mauvais génies qui, au commencement de ce chapitre, noircissaient ma mémoire : c'était un bon ange, un ami véritable, sans arrière-pensée d'impure galanterie, comme un Clém... ; sans manége cupide, comme un Giraud... ; sans vues parasites, comme un Pi.... D'ailleurs, ce respectable savant, ce second père, qui m'eût volontiers donné son fils pour mari, si, moins inexpérimentée et plus refléchie, je ne m'étais pas éprise, comme presque toutes les jeunes personnes, des feux follets qui brillent aux yeux ; cet excellent homme, dis-je, avait atteint l'âge où les passions s'améliorent, à la manière des liqueurs spiritueuses, en perdant de leur force : je n'avais rien à craindre de lui. Il me prodiguait une multitude de ces attentions d'autant plus précieuses qu'elles sont plus désintéressées. Par exemple, il m'ouvrait sa bibliothèque, où je passais des heures entières à prendre des notes sur tous les auteurs qui ont traité des accouchemens.

Je fis cadeau à M. Dalié du petit service de porcelaine que j'avais trouvé rue de Sorbonne; ce digne ami se montra sensible à ce bien léger présent, et le conserva dans son cabinet jusqu'à sa mort.

Pour en revenir au docteur Clém...., ses poursuites continuèrent avec une persistance de plus en plus fatigante : je ne pouvais faire un pas sans le rencontrer sur mon passage... Un samedi, l'élève sage-femme un peu dévote, dont j'ai parlé au commencement de ces Mémoires, vint chez moi me proposer une partie de campagne pour le lendemain. Il s'agissait de répondre à l'invitation que nous faisaient des amis de sa famille, d'aller assister à la fête de Vincennes, où nous devions, disaient-ils, nous amuser beaucoup. J'acceptai la proposition de ma jeune amie, et nous fixâmes à neuf heures et demie du matin l'instant de notre départ.

Le lendemain, à l'heure dite, mon amie vint me prendre ; j'étais déjà établie rue de l'Odéon. Nous descendîmes rapidement cette rue, nous hâtant de nous rendre au lieu où l'on prenait les voitures de Vincennes, et nous égayant d'avance des débats qui allaient s'élever entre les cochers, à l'occasion de notre transport. « Holà, mesdames ! deux places pour Vincennes... je pars tout de suite... Encore un lapin là. » Mais à peine avions nous fait quinze pas, que nous vîmes l'inévitable, l'éternel Clem.... embusqué déjà sur mon passage. Nous voulûmes remonter brusquement la rue pour lui échapper ; impossible... En quatre pas, ses jambes, quoique déjà assez engorgées, eurent franchi l'espace qui le séparait de nous...

« Ah ! je vous tiens, s'écria le docteur en riant ; vous allez vous promener...; je vous accompagne. Et notre médecin, formant deux anses de ses bras, se disposait à s'intercaler entre nous deux.

— Eh ! non vraiment, monsieur, répondis-je brusquement ; nous n'allons point nous promener, mais déjeuner rue d'Enfer, chez une de nos amies, et vous concevez que nous ne pouvons vous y conduire.

— Rue d'Enfer ! c'est singulier, vous descendiez tout à l'heure la rue...

— C'était par mégarde, répondit mon amie...

—Voulez-vous, monsieur, dis-je à mon tour, que je vous parle avec sincérité? Nous suivions notre véritable chemin ; mais nous l'avons quitté pour vous éviter.

— Ah ! voilà de la noirceur.

— Comme vous voudrez ; mais il est aussi par trop désagréable d'être poursuivie de la sorte, partout et à toute heure... Laissez-nous, je vous prie.

— Oh ! non, petite méchante ; il est bien décidé qu'aujourd'hui je vous suivrai partout où vous irez. »

A ce témoignage d'obstination que pouvions-nous opposer, sinon la fuite ? Nous nous mîmes à courir comme deux pensionnaires, regardant de temps en temps derrière nous pour voir si le docteur nous suivait... Nous arrivâmes, haletantes, chez la dame dont nous avions maladroitement indiqué l'adresse à notre poursuivant. Par malheur, ses croisées ne donnaient pas sur la rue ; nous fûmes obligées de descendre plusieurs fois, afin de nous assurer si le corsaire était en vue... Nous le vîmes presque toujours croiser dans le voisinage. Enfin, saisissant un moment où il avait disparu, nous nous élançâmes dans la rue ; mais à peine étions-nous à la place Saint-Michel, que l'inévitable se retrouva sur nos talons.

En doublant le pas, nous eûmes bientôt gagné la porte de M. Ribb, médecin, rue de Vaugirard : je me rappelai que je devais une visite à son épouse ; je proposai à ma compagne de relâcher chez elle, et de nous faire ainsi, d'une politesse, une ressource contre notre ennemi.

Nous confiâmes à madame Ribb la poursuite obstinée du docteur Clém.... qu'elle connaissait. Cette anecdote, et la naïveté chaleureuse avec laquelle nous la racontions, amusa beaucoup la dame qui nous offrait alors un refuge. A chaque instant nous nous mettions à la croisée, et toujours nous voyons le professeur, sentinelle intrépide, se promenant devant la porte cochère. Il avait alors, je m'en souviens, un chapeau fort sale... Indignée, je m'écriai assez haut : « C'est déshonorant d'être suivie par un homme comme celui-là. » Cette explosion de colère, partie à propos de notre remarque sur un chapeau crasseux, fit éclater de rire madame Ribb... « Voyez-vous l'influence de vos 16 ans, dit-elle à travers ses larmes d'hilarité; ce galant suranné, portant une coiffure ridicule, il vous déshonore... Parions qu'une telle persévérance vous rendrait un peu fière, si c'était un beau jeune homme, à la taille serrée, aux brunes moustaches, coiffé d'un chapeau au dernier goût... Pauvre jeunesse, te voilà bien, disgraciant avec amertume tout ce qui ne flatte pas ta vue ; souriant aux travers lorsqu'ils te fascinent.

Au moment où notre hôtesse d'un moment terminait cette réflexion, il y eut une seconde éclipse du docteur, et nous en profitâmes pour continuer notre route. Mais il était écrit que nous ne réussirions pas encore à nous débarrasser de l'importun au chapeau crasseux. Il nous rejoignit sous la galerie de l'Odéon.

« Oh ! pour cette fois, dit-il résolument, vous allez me donner le bras ; je ne vous quitte plus, et foi de docteur, vous n'entrerez maintenant nulle part.

— A la fin, monsieur, m'écriai-je en repoussant M. Clém... qui nous séparait de manière à faire scène, ceci devient par trop insupportable... Ne voyez-vous pas que vous nous affichez... En vérité, c'est abuser du respect que nous devons à notre professeur.

— Je suis cuirassé de persévérance comme vous d'insensibilité, répondit en riant notre ombre de cette matinée... Oh ! je ne me lasse pas ainsi... »

Que faire en pareil cas ? On ne peut pourtant pas crier à la garde contre un homme qui ne veut que vous donner le bras. « Allons déjeuner chez notre amie, madame Dalm...,» dis-je à l'oreille de ma condisciple ; et nous marchâmes si vite, que M. Clém... ne put, cette fois, nous suivre que de loin.

Arrivées chez la dame en question, nous lui fîmes aussi la confidence de la mésaventure qui nous obligeait à tant louvoyer pour gagner les voitures de Vincennes. Madame Dalm... était jeune, vive, rieuse à l'excès ; elle s'en donna à cœur joie sur l'inquisition amoureuse du docteur ; surtout lorsque, d'un balcon placé au-dessus du quai aux Fleurs, nous lui eûmes montré notre homme, se promenant avec gravité entre les arbres, et nous saluant par intervalles de la main avec le plus gracieux sourire... Nous enragions de l'impertinente sérénité de ce galant, que rien au monde ne lassait... Ne pouvant mieux faire, ma compagne et moi, un morceau de pain et une aile de poulet à la main, nous vînmes sur le balcon narguer de notre appétit ce poursuivant infatigable, que nous condamnions du moins à la diète... Cette folle idée nous fit rire toutes trois un bon quart d'heure, à la barbe du promeneur; loin de se formaliser d'une hilarité dont il était évidemment l'objet, Clém... parut la partager, et ce partage, nous déjeunant, lui jeûnant, redoubla encore notre accès de gaîté folâtre.

Quand nous eûmes bien ri, madame Dalm... nous dit :

« A propos, mes bonnes petites, tenez-vous décidément à votre partie de Vincennes ?

— Assurément, répondit ma compagne; on nous attend.

— Eh bien! nous allons tromper, par une ruse, l'ennemi qui vous tient assiégées ici.

— Vraiment, vous le pouvez? m'écriai-je avec vivacité.

— Sans doute. Il existe dans cette maison une grille ouvrant sur certaine cour, qui communique à la place du Palais de Justice, et le docteur ne vous verra pas sortir. »

A ces mots, nous nous mîmes à sauter de joie comme des enfans.

«Attendez donc, reprit madame Dalm..., ce n'est pas assez de tromper l'espérance de votre Céladon, il faut encore s'en amuser : j'espère que c'est de bonne guerre.

— Ah! oui, oui, nous écriâmes-nous ensemble.

— Jusqu'à quelle heure voulez-vous que nous prolongions sa faction?... car je connais les amoureux, Clem... restera là tant que cela nous plaira.

— Eh bien! répondis-je, qu'il y reste donc jusqu'à cinq heures... Il sera plaisant de le faire déjeuner à l'heure où tout le monde dîne.

— Va pour cinq heures, reprit madame Dalm... Maintenant, mes toutes belles, sortez de la place assiégée par l'issue secrète, et bon voyage.»

Nous prîmes congé, en riant aux larmes du tour que nous jouyons au docteur Clem... Le surplus de notre voyage se fit sans encombre, et les plaisirs champêtres de Vincennes nous dédommagèrent des tribulations de la matinée.

A cinq heures, sonnées aux nombreuses horloges qu'on entend du quai aux Fleurs, surtout quand on y est en faction, madame Dalm... députa vers M. Clem... sa domestique, demi-femme de chambre rendue familière aux intrigues par la fréquentation habituelle du *Prado*. Elle aborda le docteur avec un petit air mystérieux, et lui dit tout bas :

« Monsieur attend les deux demoiselles qui sont entrées ce matin dans cette maison?

— Oui, oui, ma belle enfant, répondit avec le même mystère l'abusé docteur, qui, comme Detieulète de la *Gageure imprévue*, se croyait peut-être destiné aux grandes aventures...

— Eh bien! monsieur, j'ai à vous donner un avis et un conseil, qui sont tout à fait dans vos intérêts...

— Parlez, charmante Iris, répondit notre galant, dont les traits s'étaient animés... je vous écoute bien attentivement.

— Je vous dirai donc que ces demoiselles sont parties, depuis midi, par une porte secrète.

— Ah! diable, diable! et moi qui attendais là comme un sot...

— C'est ce que je disais; et puis, en fille charitable, je suis venue vous prévenir...

— Merci, merci, mon enfant; mais vous auriez dû vous aviser un peu plus tôt de cette charité-là.

— Écoutez donc à présent le conseil... Je crois que vous ferez bien, monsieur, d'aller déjeuner...» Puis la maligne soubrette s'éloigna en riant, sans attendre la réponse du mystifié docteur, qui dut se retirer l'oreille basse, et bien convaincu qu'il venait de servir, chez madame Dalm..., aux plaisirs du salon et aux récréations de l'antichambre.

Je revis bientôt le professeur à son cours; il ne me parut nullement piqué : l'amour-propre des amoureux sur le retour est, comme la peau de l'éléphant, insensible aux traits les plus acérés. Les assiduités de ce soupirant n'en devinrent que plus accablantes... Je ne savais plus à quel saint me vouer pour être délivrée de ses importunités : encore une fois, on ne saurait faire décidément un mauvais parti à un homme parce qu'il vous aime ; et puis, l'avouerai-je, je ne sais en vérité si, au milieu des obsessions du docteur, ma jeunesse, un peu folle, ne se récréait pas à voir la folie, beaucoup plus grande, d'un amant parvenu à l'âge où l'on doit être sage, surtout lorsqu'on est membre de la Faculté de Paris... Car il était bien évident qu'en me fâchant un jour sérieusement, je me serais à coup sûr débarrassée des poursuites du professeur ; mais quand on se fâche d'un ridicule, on se prive du plaisir de s'en amuser, et lorsqu'on a seize ans, le plaisir a plus d'empire sur l'esprit que la colère.

Un soir, j'arrivai au cours de mon professeur assez tard; je me plaignis à cet égard de ma montre dérangée, dont l'inexactitude m'avait trompée.

« Votre montre, me dit doucereusement le docteur, confiez-la moi, belle méchante (c'était son épithète favorite) Je suis un peu horloger, je vous l'arrangerai.

— Vous horloger, monsieur le docteur, répondis-je avec un sourire significatif, vous devriez donc mieux connaître le prix des heures.

— Il en est, cruelle, que l'on perd volontiers..... et l'on croit encore gagner à cela.

— On y gagne en effet des rhumes ; mais je vous assure que c'est tout.

— Je me flatte un peu que non : la goutte d'eau qui tombe constamment sur le marbre le plus dur, finit par y laisser son empreinte.

— Elle n'en laisse pas sur le granit, docteur.....

— Je vous entends, barbare ; mais l'espérance est une maladie dont je ne veux pas guérir. »

J'avais laissé ma montre à M. Clém... : je le tenais pour un galant ridicule, mais pour un honnête homme, et je me serais fait un scrupule de lui montrer de la défiance quant au dépôt de ce bijou. Quelques jours se passèrent sans que j'osasse reparler de ma montre au soi-disant horloger qui s'était chargé de la raccommoder ; enfin je la lui redemandai.

—Vous ne l'aurez jamais, me répondit-il brièvement et en plein cours.....

— Comment, monsieur, je ne l'aurai jamais ?

— Non, beauté inhumaine ; je la garde, pour avoir au moins cela qui vienne de vous.

— Docteur, vous me dites cela pour rire, n'est-ce pas?

— Mademoiselle, je parle sérieusement.

— Monsieur le professeur, j'ai acquitté ponctuellement ma redevance à votre cours.

— Sans doute, mon enfant ; mais vous me devez beaucoup sous un autre rapport..... Et Clém... accompagna ces mots du plus comique soupir.....

— Oh ! sous ce rapport-là, je prétends bien demeurer insolvable. »

Persistant, malgré l'air sérieux du médecin, à regarder la confiscation de ma montre comme un trait plaisant, je laissai passer encore quatre ou cinq jours sans la réclamer. Mais ce temps écoulé, je déclarai au professeur, du ton le plus bref, que je prétendais ravoir ma montre. J'y tenais beaucoup, quoiqu'elle fut d'assez médiocre qualité, parce qu'elle me venait de mon père, et j'y tenais quoiqu'on me l'eût comptée pour la valeur exhorbitante de six louis et demi, au moment de mon émancipation.

— Allons, M. Clém..., répétai-je avec résolution, rendez-moi ma montre.

— Je vous l'ai dit, jamais.....

— Prenez bien garde à ce que vous ferez; je suis capable de vous jouer quelque tour malin.

— A votre aise, petit serpent..... guerre ouverte.

— Nous verrons comment vous prendrez les hostilités. »

Le docteur Clém... logeait, je crois, au Jardin des Plantes, où, dans je ne sais quelle partie de l'enseignement médical, il succédait à M. Portal; mais il avait un pied-à-terre cloître Saint-Benoît, sans doute pour être à proximité d'un cours qu'il faisait au Collège de France. Or, un beau matin que le professeur terminait une toilette brillante, dans le but d'ouvrir avec solennité ce même cours, nous nous embuscâmes, ma condisciple et moi, chez une de nos amies, dont la maison faisait face à celle du docteur. Bientôt nous vîmes notre homme sur le seuil de la porte; sa portière achevait de le brosser, et il la pressait, se trouvant, disait-il, fort en retard. Il était resplendissant : habit noir du plus beau lustre, bas de soie, boucles d'or à ses souliers, et cette fois un chapeau neuf... « Quel bonheur, nous dîmes-nous, d'apporter un peu de désordre dans une parure si prétentieuse ! » Cette réflexion hostile expirait à peine sur mes lèvres, que le galant médecin était inondé d'un mélange de vinaigre et d'eau... Je vois d'ici l'expression grotesque que la colère avait imprimée aux traits du professeur; je vois l'honnête concierge essuyer, éponger son patron d'un air piteux... et je me sens heureuse encore du fou-rire que nous causa l'effet de notre espiéglerie renforcée. Il fait tant de bien ce rire-là, surtout quand il sert une vengeance maligne, qui n'est pas moins le plaisir des jeunes filles que le plaisir des dieux.

M. Clem... n'ignora point qu'il me dût l'aspersion acidulée qui avait délustré brusquement son habit, et taché le chapeau neuf qui s'était fait bien attendre. Mais il eut le bon esprit de ne pas se fâcher, espérant, avec raison, obtenir une contre-vengeance plus complète en continuant de m'obséder : ce qu'il fit longtemps encore. Du reste, le docteur voulut-il se donner une indemnité pour sa toilette gâtée? je l'ignore; mais il ne me rendit jamais ma montre, et je suis forcée de convenir que je payai un peu cher le plaisir d'avoir envoyé M. Clémen... ouvrir son cours du collége de France, assaisonné comme une salade.

Que de lettres, que de vers, bon Dieu! je reçus de ce soupirant obstiné; le papier en était soyeux et très propre aux papillotes;

j'ai souvent dormi la tête appuyée sur une tendre protestation, une romance plaintive, une élégie touchante, émanant du docteur, toujours éconduit, jamais rebuté. Enfin, sans m'avoir dit :

> Mais, belle Iris, on désespère
> Alors qu'on espère toujours,

le galant du cloître Saint-Benoît se lassa de ses vaines poursuites, et cessa d'alimenter la provision de mes papillotes.

A propos de vers, M. Duroche en faisait aussi, et je ne dois pas oublier de le dire, maintenant que cet autre docteur songe, parbleu! à se faire une réputation brochée in-8°. Il existe dans le monde littéraire un *Voyage à Constantinople*, publié par M. de Choiseul-Gouffier, livre consciencieux qui ruina, dit-on, son auteur. Tel est l'ouvrage que Duroche refait, dit-on, en 1835. Mais, s'il ressort de cette tâche quelque excès d'amour-propre, il n'y a pas du moins danger de ruine : M. le docteur a juré qu'il ne compromettrait jamais sa fortune en émission de conscience, et je sais mieux que personne qu'il est homme à tenir son serment. Pour première preuve, je dirai, en mémorialiste sincère, que de sa vie le nouveau voyageur aux Dardanelles ne visita la ville fondée par Constantin sur les ruines de Byzance. Il est bien vrai qu'il a passé quelques jours à Smyrne; mais on pas encore inventé une longue-vue qui de ce port de l'Orient puisse faire découvrir Constantinople. Du reste, c'est d'un peu plus loin que le rival de Gouffier a tracé ses descriptions : je possède encore le petit bureau où, du fond de mon boudoir, il se faisait orientaliste, sans frais de poste, sans frais de traversée, et sans heurter ses habitudes gastronomiques contre les fades repas des caravanserails. Je reviens aux vers du docteur, précédens de l'œuvre, sans doute teintée de poésie, qu'il se dispose à mettre en lumière... Voici un échantillon des productions de cette muse doctorale.

A MA CHÈRE ALEXANDRINE,

Avec qui je lis le voyage d'Antenor.

—

Tous les jours mon cœur va s'unir
A celui d'une tendre amie,
Qui me rappelle le souvenir
De la célèbre Lasthénie.
De son trop heureux Antenor
Nous renouvellerons le mariage,
Et bien mieux qu'eux mettrons d'accord
Le plaisir, la raison et l'âge.
Nous trouverons la félicité
Où les sots rencontrent la peine;
Et chaque jour de l'amitié
L'amour resserrera la chaîne...
Jurons de nous aimer toujours,
Fidèles à la philosophie...
Joignons le travail aux amours;
Enfin imitons Lasthénie.

Quand cette gentille épître fut composée, je crois, sur le coin de ma toilette, je ne m'amusai point à saisir le mètre des prosodistes pour en mesurer les syllabes : l'amitié ne trouve trop longs, ni les instans qu'on lui consacre, ni les phrases, rimées ou non rimées, qu'on lui adresse ; et les vers de la personne que nous aimons sont toujours justes quand ils sont tendres. Même lorsque j'insérai ceux de M. Duroche dans ce chapitre, je leur ouvris une de mes pages avec candeur, sans arrière-pensée critique... Mais voilà qu'un typographe, pour l'acquit de sa conscience de correcteur d'épreuves, m'a fait observer que quatre des vers adressés par le nouvel Antenor à la nouvelle Lasthénie sont infiniment trop longs; que, d'ailleurs, il n'est pas correct de dire : *Nous trouverons la félicité où les sots*, etc., et qu'il faut *là où* : ce qui du reste tomberait dans l'*hiatus*. Enfin, mon puriste prétend que *félicité* ne rime pas avec *amitié*, même en s'autorisant des licences poétiques..... D'après les observations du prote, j'avais ordonné la suppression de l'épître; mais on m'a objecté le *remaniement*, et je me suis décidée à permettre les italiques dénonciatrices, pour sauver la responsabilité de mon imprimeur.

ASSISTANCE XX.

Le Dévouement.

Les étrangers et particulièrement les Anglais, prétendent que nous sommes fort mal servis par nos domestiques : « Chez vous autres Français, disent nos voisins, cette classe, affranchie par vos révolutions, n'est plus du tout soumise; et, non contente de manquer de complaisance, elle se montre parfois d'une arrogance extrême. » C'est ainsi que me parlait récemment une aimable milady au ton mielleux, à la taille élancée, à la démarche mal naturalisée française, qui sans doute se prévalait d'une haute prépondérance sociale, fondée sur huit à dix mille livres sterlings de revenu, et croyait fermement que tout ce qui possède doit commander, tout ce qui ne possède pas, obéir servilement. Elle ajouta : « Nous venons de passer huit mois à Dijon, pays infesté d'idées libérales : nous n'entendions parler que de liberté, d'égalité, de droits populaires, et nous ne trouvions personne pour nous servir.

— Il est certain, milady, répondis-je à la fière insulaire, que, chez nous, le peuple prend au pied de la lettre ce qui est écrit dans ses chartes, et souffre impatiemment tout ce qui ressemble aux chaînes de l'esclavage.

— C'est fort désagréable, madame ; car enfin les personnes comme il faut seront bientôt sans pouvoir sur *ces gens-là*.

— Jamais, milady; il est une dépendance à laquelle le pauvre ne saurait échapper : c'est celle du besoin. Et quant à l'arrogance des domestiques, que vous avez pu remarquer effectivement en France, il est un moyen de l'éviter : c'est de se faire aimer d'eux.

—Nous ne concevons pas,en Angleterre,que les maîtres puissent avoir des devoirs à remplir envers leurs valets..... Il faut savoir tenir son rang.

— J'ai vu plus d'une fois pourtant celui de vos puissantes seigneuries se rapetisser jusqu'à la condition du plus modeste ouvrier : les lois britanniques le veulent ainsi, milady... Votre système électoral, vos bourgs pourris font du besoin de votre orgueil le pendant des besoins matériels du prolétaire, que vous dominez en d'autres temps..... Il vous sert toute l'année; et si, au moment d'une élection, il quitte votre antichambre pour ressaisir ses droits de citoyen, le lord devient à son tour l'humble complaisant de l'homme qui le servait hier.

— Ceci n'est d'ordinaire qu'un sacrifice de guinées.

— Fardon, milady, c'est aussi un sacrifice

d'orgueil : l'homme du peuple n'a que sept ou huit jours pour se venger des dédains aristocratiques ; il les emploie bien : le noble baronnet doit boire, au *Public-House*, avec le paysan ou le cordonnier, qui peut l'envoyer au parlement.....

— Egalité fictive que celle-là.....

— Et qui n'en est que plus dure, parce qu'elle s'éloigne davantage des airs dédaigneux auxquels il faut faire trève pour s'y livrer. Allez, allez, milady, le moyen le plus sûr de ne point avoir à rougir de la dépendance de position, qui peut devenir le lot du riche comme du pauvre, c'est de ne jamais oublier qu'il est des égards que l'on doit même à ses domestiques. Et croyez-moi, ceux-ci, d'autant plus reconnaissans d'une telle bienveillance qu'ils sont plus habitués à voir les maîtres s'en affranchir, trouvent plus souvent qu'on ne pense l'occasion de payer ces procédés affables en solide dévouement. Combien de bons serviteurs n'avons-nous pas vus, dans ces temps de troubles et de proscriptions, nourrir du travail de leurs mains, des maîtres qui, naguère occupés exclusivement de jouir de la vie, s'étaient jugés trop nobles pour apprendre à gagner la leur. Combien d'autres ont soustrait à l'échafaud ceux qu'ils avaient servis, ou les ont couverts de leur corps dans les champs de la guerre..... Pensez-vous, milady, que ce soit avec de grands airs, avec une brusquerie hautaine, avec cette sécheresse et cette brièveté de paroles qu'affectent la plus part des riches, que l'on peut obtenir une telle affection de la part des domestiques? non, certes! la bonté seule a des droits à tant d'abnégation.

«Ecoutez, milady, continuai-je avec chaleur, voici un trait, sur mille, que je suis heureuse de pouvoir vous citer, à l'appui de mon opinion : il est récent, et j'espère que vous le trouverez démonstratif.

« Une dame d'une haute condition subissait les suites d'une intrigue nouée en l'absence de son mari ; le terme de sa grossesse approchait. Je faisais, depuis quelque temps, des visites fréquentes à cette dame dans son hôtel :

nous étions convenues que j'habituerais ainsi le concierge et les domestiques de la maison à me voir souvent, sans concevoir aucun soupçon sur ma profession. Les manières dégagées que j'affectais quand je me présentais chez ma future cliente, l'élégance de ma mise, l'espèce d'intimité avec laquelle on me recevait, tout contribuait à faire croire que j'étais une amie de madame. Du reste, ma jeunesse, peu compatible, dans les opinions vulgaires, avec les attributions d'une matrone, achevait de faire prendre le change aux personnes environnantes, qui eussent pu devenir de dangereux témoins. En un mot, je me conduisis, dans cette circonstance, comme je l'avais fait auprès de la *dame scrupuleuse* dont je vous ai parlé précédemment.

« Le moment critique étant arrivé, je me rendis à l'hôtel de ma prétendue amie; il était dix heures du soir, et je trouvai ma cliente dans la partie la plus reculée de ses appartemens. On avait matelassé les croisées; la femme de chambre, jeune personne alerte autant qu'habile, s'était assurée de l'exacte fermeture de toutes les portes qui pouvaient conduire les indiscrets, ou seulement les importuns jusqu'à la chambre où le mystère de Lucine allait s'accomplir. Nous n'étions que trois dans ce lieu : la malade, l'active soubrette et moi. L'accouchement fut heureux et prompt; mais tout à coup, et au moment où je venais de le terminer, on entendit une chaise de poste entrer dans la cour avec fracas. La manière de frapper avait fait reconnaître le maître..... Ce fut un coup de foudre pour l'accouchée..... Ce retour si imprévu, si funeste, pouvait la tuer..... la présence d'esprit, ou plutôt le dévouement héroïque de sa femme de chambre, la sauva.

« Vite, ma chère maîtresse, s'écria l'excellente fille, levez-vous; que madame vous habille en toute hâte..... je vais me mettre à votre place : c'est moi qui viens d'accoucher.

— Que dis-tu, mon enfant, répondit ma cliente d'un accent éteint; mais c'est le sacrifice de ton honneur que tu me proposes.

— Qu'importe mon honneur? c'est du vôtre qu'il s'agit ; de grâce, madame, habillez ma maîtresse ; qu'elle s'éloigne.

Et tout en parlant ainsi, la fidèle femme de chambre brisait et cordons et lacet ; elle jetait au loin ses vêtemens, puis elle s'élançait dans la couche où sa maîtresse venait de devenir mère. Moi, j'avais habillé la dame avec précipitation ; faible, tremblante, se soutenant à peine, je la conduisis dans un autre appartement, et je disparus. A peine étais-je sortie que le mari entra. Sans lui donner le temps de remarquer sa pâleur et son désordre, elle s'écria :

« Vous me voyez furieuse, mon ami ; je suffoque, je me trouve mal.....

— Eh bien! mais que signifie donc ceci? répondit le voyageur avec surprise.

— Une infamie ! une horreur!

— Saurai-je enfin, madame, le motif de ces cris, de ces plaintes, remplaçant d'une manière disgracieuse les empressemens auxquels je devais m'attendre après une longue absence..... ?

— Pardon, mon ami, reprit ma cliente en s'efforçant de quitter le fauteuil sur lequel je l'avais laissé tomber, et se traînant au-devant de son mari..... Apprenez tout : Élisabeth, cette fille que nous croyions si sage, que nous allions marier à un honnête homme.....

— Achevez, madame; Élisabeth?

— Ah! mon Dieu! je n'aurais jamais cru cela d'elle.....

— Toutes ces exclamations ne m'apprennent rien....; et ma patience.....

— Tout à l'heure, au moment où cette fille me mettait au lit, elle a été prise par les douleurs de l'enfantement..... elle vient d'accoucher, dans ma chambre même, que j'ai été forcée de lui céder. C'en est fait, notre maison est déshonorée..... J'en serai malade..... je le suis déjà... je me meurs. »

Et l'habile comédienne se laissa aller dans les bras de l'époux abusé, qui ne songea plus qu'à la secourir, à la consoler.

— Calmez-vous, ma tendre amie, lui dit-il en la transportant sur le fauteuil qu'elle venait de quitter; c'est trop vous affliger d'un accident assez commun dans nos hôtels..... Nous déhonorer..... Eh, morbleu! s'il fallait que la réputation des maîtres souffrît du dérèglement de leurs domestiques, il n'y aurait pas moyen d'y tenir..... Chez les gens comme il faut, l'on est fort heureux quand les bonnes mœurs règnent au rez-de-chaussée et au premier étage; il ferait beau voir qu'ils eussent à répondre de la moralité des mansardes où se pressent les soubrettes, les femmes de charge, les laquais et les chasseurs..... Reviens à toi, mon ange; nous renverrons Elisabeth, et notre demeure sera purifiée. Laissons cette fille occuper ta chambre puisqu'elle y est établie; je t'offre la mienne..... et les consolations de l'amour te feront oublier.....

— Non, mon ami, je sens le frisson qui me gagne..... J'ai la fièvre, je vous la donnerais..... De grâce, faites-moi conduire dans l'appartement que ma mère occupe quand elle vient à Paris..... et dites qu'on me fasse une forte infusion de tilleul. »

L'honnête mari, effrayé de la situation de sa femme, la transporta sur ses bras dans l'appartement indiqué; il s'établit auprès du lit qu'il avait espéré partager, fit prendre lui-même à la malade la boisson qu'elle avait demandée, et lui prodigua les soins de la plus tendre sollicitude. Quoique accablé de fatigue, il ne quitta sa compagne qu'après avoir établi à ses côtés une garde attentive; alors même, il ne consentit à s'éloigner que quand elle lui eût juré qu'elle souffrait beaucoup moins, et que tout danger était passé.

Ma cliente n'eut pas de peine à cacher, sous l'apparence d'une fièvre de révolution, les suites naturelles de sa couche : pour la gloire de notre docte faculté, je ne nommerai point le médecin qui traita, sur sa parole, l'accouchée avec des antispasmodiques, et une diète absolue, qu'elle violait, dans une progression ascendante, au fur et à mesure que sa convalescence se consolidait.

Cependant le soir de l'événement, je m'étais éloignée de l'hôtel au milieu des ténèbres, emportant, sous mon manteau, le prétendu enfant d'Elisabeth, que sa véritable mère m'avait recommandé vivement, à travers les embarras de la soirée orageuse. Dès le lendemain, je lui donnai une bonne nourrice; puis, déposant mon rôle de sage-femme, je me rendis, comme amie, auprès de ma cliente, à qui j'ordonnai secrètement tout ce qui pouvait être nécessaire dans sa situation. J'allai fréquemment la voir, sans exciter le moins du monde les soupçons du mari. Je le vis plus d'une fois, ce digne homme; c'était un assez beau cavalier; ses manières avaient de l'élégance, de la grâce..... Quel dommage que de si aimables qualités puissent, si j'ose m'exprimer ainsi, se démonétiser dans les liens du mariage!

Tandis que je visitais sa maîtresse, Elisabeth, clouée dans son lit par une maladie simulée, et contrainte de subir les ordonnances du médecin de la maison, ne poussait pas toutefois l'imitation jusqu'à les suivre. C'eût bien été, ma foi, une autre preuve de dévouement: le docteur, au pouls de cette jeune femme de chambre, à l'inspection de sa langue, même, à l'état de son abdomen et de sa gorge, que la pauvre enfant avait dû se laisser toucher, le docteur, dis-je, avait reconnu savamment les divers accidens qui suivent une couche : la fièvre de lait s'était même offerte, disait-il, avec intensité...... *Fiat lux.*

Ce ne fut pas tout; après ses prétendues relevailles, Elisabeth eut à supporter les reproches du mari de sa maîtresse ; et celle-ci, pour mieux soutenir son rôle, eut le courage, sans doute difficile, d'accabler de dures réprimandes celle qui s'était faite sa libératrice.

Enfin la dame qu'Elisabeth venait de sauver du déshonneur, eut l'air de lui pardonner sa faute, et la chargea mystérieusement d'élever l'enfant qui passait pour être le sien. Ainsi cette bonne fille manquait un bon mariage, sacrifiait une réputation jusqu'alors sans tache, et se dévouait entièrement à un enfant qui ne pouvait exciter en elle les douces émotions d'une mère; tout cela sans avoir même, pour compensation, le souvenir des suaves instans de l'amour..... ils avaient été le partage de celle-là même qui lui en léguait les suites laborieuses.

«Trouvez-moi, dans le grand monde, poursuivis-je en m'adressant à mon Anglaise, trouvez-moi un dévouement semblable à celui que je viens de vous citer..... Elisabeth était cependant une simple domestique, un de ces êtres que les vanités de la terre croient à peine pourvus d'une demi-humanité..... Non, milady, la domesticité ne saurait dégrader l'ame : je le répète, c'est une condition malheureuse, mais qui n'entraîne point l'humiliation. Croyez-moi, si les maîtres remplissaient constamment leurs obligations envers ceux qui les servent, c'est-à-dire s'ils leur tenaient compte de leur zèle, de leur attachement, de leur fidélité, rarement ils auraient à se plaindre d'eux; car le pauvre se reconnaît sans effort l'obligé du riche, pour le peu de bien qu'il lui fait, et même pour le mal qu'il ne lui fait pas.»

SCÈNES D'INTÉRIEUR.

Expédiens pour se faire épouser.

Vous avez connu, au moins par les mémoires, le bon temps où régnaient en France cinq directeurs satrapes, qu'on nommait collectivement *le Directoire exécutif* : période théâtrale où nous étions devenus Grecs... par le costume ; où l'on voyait le manteau, la tunique et le cothurne athéniens courir les rues boueuses de Paris ; apogée des libertés morales, durant lequel mesdames Tal... et No... se promenaient aux Tuileries en robe diaphane, laissant voir, pour unique transparent, de douces et fraîches carnations. C'était alors le règne mythologique des grâces, des plaisirs, des amours, qui s'ingéniaient à l'envi pour réparer les maux que la terreur venait de faire, et pour remplir les grandes lacunes qu'elle avait ouvertes dans la société. La muse dansante était en grand honneur dans notre capitale : chaque soir on lui ouvrait un nouveau sanctuaire à la Chaussée-d'Antin, au faubourg Saint-Germain, au faubourg Saint-Honoré : quartiers où venait d'éclore, ronflante de *j'avions* et de *j'étions*, une aristocratie d'agioteurs, dont on avait le bon esprit de se moquer dans ce temps-là, mais que notre époque devait honorer jusqu'au point de déclarer son or l'unique mérite digne d'être apprécié. On dansait donc avec intrépidité à Paris, sous le directoire : toutes les notabilités chorégraphiques du grand Opéra suffisaient à peine pour inculquer, par la ville, la philosophie des *brisés et du pas de Zéphir*. Trenitz, le plus beau danseur des salons, était une puissance; chaque jour on déposait à ses pieds un tribut de couronnes et de cœurs... on lui élevait presque des statues; et Vestris lui-même, que son père appelait le *diou de la danse*, avait dû céder la moitié de son trône à l'illustre Trenitz. Madame d'Abrantès vous aura certainement dit cela dans ses fécondes révélations; mais elle vous l'aura dit avec plus de regret que de gaîté... Elle était gentille et jeunette quand cela se passait, et c'est, même dans les souvenirs, une chose bien sérieuse que celle qui nous a rendus heureux. Indépendamment des bals particuliers, Terpsichore avait des temples à *Tivoli*, à *Idalie*, à *l'Elysée*, à *Paphos* *; partout retentissait la musique du quadrille, de la gavotte ou de la walse, nouvellement importée de la Germanie, au grand dépit des mamans prévoyantes et des maris jaloux.

Or, il y avait alors un dieu de l'orchestre

* Noms des jardins publics où l'on dansait chaque soir; il y avait encore *Marbeuf*, *Mousseaux*, etc.

du bal, dont la réputation égalait celle de Trenitz : vous dire son nom serait une indiscrétion, et vous verrez bientôt pourquoi... Colinet et depuis Tolbeque ne se sont jamais élevés au degré de célébrité auquel parvint le musicien dont je parle : donner une soirée dansante dont il n'eût pas dirigé l'orchestre, eût été un véritable déshonneur ; les bourses, quand il s'agissait de l'avoir, devenaient autant de cornes d'abondance : jamais on n'opposa à ses prétentions la plus brève résistance de l'intérêt... on eût payé chacun de ses coups d'archet aussi cher que M. de Sommariva paierait chacun des coups de pinceau du divin Raphaël.

Chez nous autres Français, le char de la vogue roule plus rapidement encore que la roue de la fortune : le chef d'orchestre dont je tais le nom s'enrichit, comme on le pense bien, assez vite ; il laissa à sa fille, qui fut récemment ma locataire, un avoir assez considérable.

Ainsi que son père et sa mère, cette dame, appelée Des....., était de couleur, et je crains bien, en vous le disant, d'avoir un peu compromis le secret que je voulais garder. Madame Des...., vivant avec une aisance qu'elle pouvait se passer d'augmenter, s'était dispensée d'engager sa liberté dans les liens du mariage; mais apparemment elle n'avait pas su défendre aussi bien son cœur : il s'était donné à M. Des..., qui lui prêtait en échange son nom, avec une affection sans doute peu solide, car elle se démentit.

Ce commerce durait toutefois depuis huit ans, lorsque ma femme de chambre vint me dire un matin, « Madame Des.... se marie aujourd'hui.

— Se marier, elle? vous rêvez, mon enfant; elle est mariée depuis long-tems : la preuve c'est qu'elle fait très mauvais ménage...

— Je vous assure, madame, que je dis la vérité. J'ai vu, de mes propres yeux, les bans affichés... Madame Des.... se marie avec son mari.

— C'est possible..., dis-je en riant du bon mot involontaire de ma femme de chambre.

Maintenant je me rappelle, en effet, que mon concierge m'a dit plusieurs fois qu'il voyait rarement M. Des...., et comme les portiers sont bien informés de tout ce qui tient au scandale, il ajoutait que ce monsieur entretenait une femme, à laquelle il venait d'acheter un magasin de nouveautés sur le boulevard Italien. Je traitais ces rapports de calomnies; je vois maintenant qu'il peut en être quelque chose; mais cela rend encore plus inexplicable le mariage dont vous me parlez.» Pour le moment, je ne poussai pas plus loin l'investigation.

A quelques jours de là, j'entendis des cris perçans, qui partaient d'une partie de ma maison; on vint me dire que c'était M. Des.... qui se disposait à jeter sa femme par la fenêtre. Ceci ne pouvait tendre qu'à me confirmer que mes locataires étaient mariés depuis longtemps; cependant il n'en était rien. Je voulais d'abord rester étrangère au vacarme que j'entendais; mais il devint bientôt si bruyant que ce fut presque une émeute, et je me vis contrainte d'inviter madame Des.... à passer chez moi. Je la prévins que si pareil bruit se renouvelait une seule fois, je serais dans la pénible obligation de lui donner congé. Elle me répondit que l'esclandre dont je me plaignais, avec raison, n'aurait plus lieu.

« Mon mari, ajouta-t-elle, ne viendra plus chez moi; c'est moi qui me rendrai chez lui.

— D'après ce que je viens d'entendre, repris-je avec intérêt, je vois que vos caractères ont cessé de sympathiser, et j'oserai vous demander comment, dans une telle situation, vous avez pu prendre le parti de vous marier?

— C'est précisément à cause de cette mésintelligence que je l'ai fait.

— J'avoue que je ne puis vous comprendre.

— Ecoutez-moi donc un moment, et ma conduite deviendra très claire pour vous. M. Des..., poursuivit ma locataire, a dissipé déjà une partie de mon bien: nous avons vendu la maison que vous me connaissiez à Saint-Germain, et cet homme me conduisait rapidement à ma ruine, sans que j'eusse aucun droit au partage de la fortune, assez considérable, qui doit lui revenir de son père. J'étais donc complètement dupe de Des...., sous le double rapport du sentiment et de l'intérêt : la situation cessait d'être tolérable... D'un autre côté, je sentais qu'il était fort difficile de me faire épouser par un homme qui ne m'aimait plus, et qui en aimait une autre. Mais à la perfidie on peut sans scrupule opposer l'adresse : désespérant de convaincre mon infidèle, je réfléchis aux moyens de le tromper. Or, je lui parlai ainsi, il y a deux mois :

« Je vous suis devenue fort indifférente, monsieur : il faudrait que je fusse aveugle pour ne pas m'en apercevoir. Je ne vous rappellerai pas le tort que j'ai laissé faire à ma fortune par la participation que vous en avez eue; peut-être est-il dans vos opinions que j'ai été trop heureuse d'acheter, à ce prix, les protestations d'amour dont je me suis contentée follement pendant huit années ; mais je commence à trouver que, pour moi, les sacrifices de notre union conventionnelle en excèdent de beaucoup les bénéfices, et je ne veux pas attendre une ruine complète pour changer ma position. Vous avez, mon ami, porté ailleurs ce que vous appeliez votre tendresse : c'est fort bien; j'en ai fait mon deuil, et je m'occupe sérieusement de mon avenir. Je trouve un emploi dans une maison de commerce à l'étranger; déjà même je suis d'accord sur les conditions.

— A l'étranger ! répéta vivement Des.... dont les traits offrirent tout à coup l'expression de la joie.

— Oui, mon ami, je me suis engagée à tenir le comptoir de M. G..., riche négociant : voici notre traité en double, sur papier timbré; et avant mon départ il doit être ratifié devant notaire. Mais pour remplir cette formalité, on me demande une procuration de toi... On nous croit mariés, et tu conçois que je n'irai pas me déshonorer en laissant soupçonner qu'il n'en est rien : or, ce serait autoriser plus que le soupçon, que de ne pas rapporter la procuration demandée...

— Mais, madame, vous la donner comme

étant votre époux, ce serait signer un faux, et en appeler sur moi toute la responsabilité.

— C'est ce que j'ai pensé, repris-je négligemment : je m'étais engagée trop vite... Je vais reporter les cent francs d'arrhes que j'avais reçus ; nous déchirerons le sousseing... et je resterai à Paris.

— Mais, reprit Des... qui déjà eût voulu voir l'Océan entre moi et lui... ne pourrait-on pas arranger cette affaire... ?

— Si fait, et j'y réfléchissais tout à heure... Mais j'avoue que ce moyen ne me conviendrait guère, et je dois penser qu'il ne vous conviendrait pas mieux.

— Dites toujours... nous le discuterons ensemble.

— Eh bien donc ! ce moyen serait de nous marier : tu me donnerais ton nom, ta procuration, et le soir même nous nous quitterions pour ne plus nous revoir...

— Oh ! non, non, ceci serait trop grave, répliqua Des... d'un ton réfléchi...

— Vous avez raison... Décidément je cour

de ce pas, rendre les arrhes de M. G***, et je renonce à partir. Je me procurerai le plaisir de passer devant le magasin de votre belle ; j'y entrerai quelquefois, et je lui dirai : Madame, je suis celle à qui vous avez succédé... une autre vous succédera à son tour.

— Enfantillage que tout cela... Après tout, je me reprocherais de vous faire manquer un emploi avantageux, pour une simple formalité... Et vous promettez de rester en pays étranger ?

— Vous pouvez vous en rapporter à mon propre intérêt : je ne serai pas, de gaîté de cœur, témoin de votre commerce avec une autre femme.

— Je vais donc faire afficher nos bans, hâter toutes les dispositions... Dans huit jours nous serons mariés.

— Moi je vais dès aujourd'hui retenir ma place à la diligence.

— Affaire conclue.

« Ainsi, poursuivit madame Des..., je me suis faite trompeuse et demie pour abuser un

trompeur. Quand je fus légitimement ma
je changeai tout à coup de ton. Mon ma
hâta, aussitôt après la cérémonie, de
rappeler nos conventions. Je jetai le ma
alors.

— Maintenant, monsieur, je ne crains
l'influence de votre maîtresse, lui dis-je
fermeté ; je l'obligerai, l'un de ces jou
déloger. Je fus huit ans votre dupe ; i
temps que vous soyez un peu la mienne,
moins ma cause est juste... Apprenez qu
traité avec M. G*** a été supposé, ainsi que
départ, pour vous obliger à m'épouser
pour me donner le droit de chasser la
de vos pensées du magasin que vous lui
acheté avec mon argent.

« Vous ne pouvez pas vous imaginer, mada
quelle fureur Des... fit éclater en appren
que je l'avais joué. Il fallut supporter un dél
de reproches et d'injures. La colère de
mari ne s'est pas encore calmée, et vous
avez entendu les éclats orageux. Mais je
me laisserai pas intimider ; je médite un

veau moyen pour affermir mon triomphe, et soyez-en persuadée, M. Des... ne sera plus tenté de venir faire du bruit dans votre maison. »

Tandis que ma locataire terminait ainsi son récit, je me disais secrètement : « Quel dommage que M. Duroche n'ait pas eu affaire à quelqu'un de ce caractère pendant l'émission de petites ruses, de subtilités, terre à terre, dont il m'a rendue la victime... Je vois qu'on peut dire des grands faiseurs de dupes, comme des grands despotes : « Ils ne nous ont dominés que parce que nous étions à genoux ; levons-nous. »

Un jour que je racontais à une dame de l'île de Jersey, qui logeait chez moi, l'aventure de ma locataire mariée par supercherie, elle me répondit : « J'ai eu pour amie une Anglaise assez belle, qui vivait conjugalement avec un homme que je croyais son mari et qui ne l'était pas. Ce genre d'inclination s'use vite : l'inconstance est, plus encore qu'on ne pense, un effet de la possession. J'avais la confiance de mon amie : elle me dit un jour avec tristesse que son amant la négligeait, qu'il devenait brusque, impatient auprès d'elle ; en un mot qu'il ne l'aimait plus. Bientôt la pauvre enfant devint souffrante, son teint de brune, naguère vivement coloré, pâlissait de plus en plus ; elle finit par garder le lit. Un jour elle me fit appeler, et se trouvant seule avec moi, elle me dit sans aucun préambule :

« Ma petite, pourriez-vous me procurer une certaine quantité de sang de veau ou de mouton.

— Eh ! mon Dieu, ma chère, lui répondis-je avec surprise, que voulez-vous faire de cela ?

— Ne m'interrogez pas en ce moment ; plus tard vous connaîtrez mon dessein ; mais, de grâce, procurez-moi ce que je vous demande.

— De tout mon cœur. »

« Rentrée chez moi, je fis demander à mon boucher une tasse de sang de veau ; il me l'envoya dans la soirée, et je la fis remettre à mon amie, avec tout le secret qu'elle m'avait recommandé. Voici maintenant ce qu'elle m'a raconté depuis : je laisse parler l'adroite insulaire.

« On dit à mon ami que j'allais de plus mal en plus mal. — Hélas! je me sens bien faible, murmurai-je d'une voix presque éteinte, en le voyant entrer dans ma chambre... Et sur-le-champ je rendis par la bouche une grande quantité de sang... Il fut effrayé et pâlit... — Vous le voyez, continuai-je d'un accent plus bas, je me meurs.... à peine me reste-t-il une heure à vivre... Faites donc d'une infortunée, qui vous a tout sacrifié, une honnête femme à ses derniers momens...; que j'emporte au moins dans la tombe une consolation bien tardive...: mon ami, donnez-moi votre nom... Mais ne différez pas... déjà ma vue s'affaiblit... la lumière du jour s'éteint pour moi... Puissamment ému, le visage couvert de larmes, et me croyant en effet mourante, mon amant ne songea pas à me résister. Il appela sur l'heure un prêtre, un notaire... nous fûmes mariés, et peu de jours après j'étais debou

«Mon Anglaise, ajouta la dame de l'île de Je say en terminant son récit, a fait un fort bo ménage ; mais elle n'a jamais avoué à so mari l'expédient du sang de veau.»

— Ma belle dame, dis-je en riant à la narr trice, votre Anglaise est une plagiaire, qui n fait preuve que de mémoire. Son expédient, quelques variantes près, se trouve dans le dé licieux roman de *Don Quichotte* : c'est u épisode des Noces de Gamache. La jeune i sulaire s'est inspirée aussi de l'histoire du pa Sixte-Quint : le voyez-vous se traîner au co clave, courbé, cacochyme, soutenu sous l bras, marchant avec des béquilles, parla d'une voix cassée... Déjà porté par une par des cardinaux, il rallie le surplus par l'app rence de sa décrépitude : souverain pontife, ne fera que passer sur le Saint-Siège, et chaq concurrent pense que ce règne éphémère l donnera juste le temps de consolider sa fa tion. Montalte est élu. Tout aussitôt, il jet loin de lui ses béquilles et entonne le *Te Deu* d'un accent qui fait retentir les voûtes de la chapelle. Du reste, vous voyez que votre amie a pu, sans scrupule, se faire mourante pour devenir femme légitime, quand, au moyen de la même ruse, le cardinal Montalte s'est fait vicaire de Jésus-Christ. »

[...]ocrent qui fait retentir les voûtes de la [...]elle. Du reste, vous voyez que votre amie [...] sans scrupule, se faire mourante pour [...]ir homme légitime, quand, au moyen de [...]me ruse, le cardinal Montalto s'est fait [...]e de Jésus-Christ ».

ASSISTANCE XIX.

Les Deux Juives.

Le soleil, qui ne se couche jamais, quoiqu'en disent les almanachs, avait purement et simplement disparu de notre hémisphère depuis cinq ou six heures, lorsque j'entendis tirer avec vivacité ma sonnette. Aux interrogations de mon domestique, une voix, que je supposai appartenir à un jeune homme, répondit : « Chez moi, dans cette même rue, et tout à fait

« face..... Il y a dans mon appartement une
« dame qui jette des cris déchirans : je viens
« de lui faire faire une potion calmante ; mais
« je crois, d'honneur, qu'elle crie encore plus
« fort..... Elle va réveiller tout le monde de
« la maison, et je serai compromis. Priez ma-
« dame Jullemier de l'envoyer prendre. »

J'avais entendu la requête de mon voisin, en riant de l'idée singulière de la potion ; mais comme je soupçonnais déjà la cause des cris de la dame désignée, et que je me doutais un peu que toutes les potions du monde seraient ici sans vertu, je me décidai à me rendre, accompagnée de ma bonne, chez le jeune homme qui sollicitait mon assistance. Je trouvai, ainsi que je m'y étais attendue, une personne dans les premières douleurs de l'enfantement, et je reconnus qu'elle en avait encore pour sept ou huit heures. Je conçus, en effet, qu'un tel vacarme, au domicile d'un garçon, pouvait être fort disgracieux : on le supporte, plus ou moins volontiers, lorsqu'il a eu des précédés heureux pour celui qui le subit ; mais on ver bientôt que telle n'était point la situation de mon voisin : le destin lui envoyait les charges d'une affaire dont il n'avait pas eu les bénéfices.

J'eus beaucoup de peine à faire comprendre à ma nouvelle cliente qu'elle avait largement le temps de se rendre chez moi ; elle se décida cependant à me suivre. Nous étions à peine sur l'escalier qu'elle poussa un cri aigu ; à ce bruit son hôte s'enferma hermétiquement chez lui, après m'avoir toutefois glissé dans la main une couple de cents francs en or. Au beau milieu de la rue, l'inconnue s'arrêta tout court, et se prit à jeter cinq à six *ah!* très prolongés, qui firent mettre tout le monde aux fenêtres... J'étais vraiment honteuse d'avoir à escorter une femme qui dénonçait, d'une manière si bruyante, *le malheur* dont elle éprouvait les suites..... Quel tapage, bon Dieu! si les événemens du même genre dont chaque nuit est le témoin à Paris, se révélaient tous par de semblables exclamations : il n'y aurait pas moyen de dormir depuis la barrière du Trône jusqu'à celle du Roule.

Rendue dans la chambre que je lui avais fait préparer, la dame ou la demoiselle (ce point ne fut fixé pour moi que le lendemain) put se plaindre et crier tout à son aise : les échos de ma maison, trompettes ordinaires de Lucine, sont habitués à répéter de pareils sons, et les locataires dorment au bruit de cet accompagnement coutumier.

Le jour suivant, mon voisin se présenta de bonne heure chez moi pour demander des nouvelles de l'accouchée ; mais peut-être plus essentiellement pour m'expliquer le rôle, tout à fait épisodique, qu'il avait joué dans le petit drame qui venait de se dénouer.

« Vous avez pu croire, madame, me dit-il, que j'étais le père de l'enfant dont vous avez favorisé, cette nuit, l'entrée dans la vie : s'il en est ainsi, détrompez-vous ; il n'y a pas encore trois jours que je connais votre pensionnaire. Je rentrais avant-hier soir, assez mécontent d'avoir perdu dix napoléons à l'écarté ; plus mécontent peut-être d'avoir vu, dans une glace, certaine jeune personne qui m'est extrêmement fidèle, à ce qu'elle dit, recevoir pourtant un billet, il est vrai bien petit, d'un bel officier au corps royal d'état-major..... Je suivais le boulevard, m'enveloppant jusqu'au nez dans mon manteau, lorsque, vers le débouché de la rue Saint-Martin, je vis une femme bien mise, mais sans schall et tête nue, marcher dans le même sens que moi, avec une telle vitesse qu'elle devait me laisser bientôt en arrière..... Cependant, m'ayant aperçu, elle coupa la chaussée à angle droit, et vint directement à moi... je m'arrêtai.

« Le chemin le plus court pour aller à la Seine, me demanda brusquement l'inconnue.

— A cette heure et dans la situation où je vous vois, madame, répondis-je en saisissant le bras de celle qui m'interrogeait, je ne donne point le renseignement que vous me demandez.

— Vous n'avez donc pas d'humanité, répondit-elle en soupirant.

— Pardon, et c'est précisément parce que je suis humain que je dois vous parler ainsi...

veuillez accepter mon bras, et me dire où je dois vous conduire?

— Me conduire..... je n'ai plus d'asile..... plus de refuge..... hormis celui dont vous refusez de m'indiquer le chemin. »

«J'avais attiré l'inconnue sous un réverbère: je vis une femme d'environ dix-neuf ans; de grands yeux noirs, à peine déparés par une expression hagarde; des traits largement dessinés; une pâleur préférable à ce carmin trop vif qui disgracie quelquefois le teint en le colorant; enfin ce nez aquilin, type de la physionomie juive, que Raphaël a si heureusement conservé dans ses compositions sacrées... Je jugeai du reste que l'amour avait passé par là: j'en fus convaincu lorsque mon regard, ayant glissé sur les vêtemens de la jeune personne, s'arrêta sur ce développement de formes qui révèle indiscrètement le mystère d'une faiblesse sans réserve. On ne laisse pas une femme courir se noyer, même quand on a perdu dix louis et qu'on est dupe d'une autre femme. J'offris à la belle Israélite, car c'en était bien une, de la conduire chez moi, afin d'aviser, au moins à l'abri des rigueurs d'une nuit froide et pluvieuse, aux moyens d'adoucir son sort. Elle accepta après avoir réfléchi un moment.

« Je me confie à votre loyauté, me dit-elle; le malheur a son abandon; mais il a aussi ses droits : vous n'abuserez pas du premier; vous ne violerez pas les derniers.

— Je vous le jure, madame.

— Mais hélas! vous ne savez pas tout:... bientôt, demain peut-être... » Elle s'arrêta : un profond soupir acheva sa phrase.

« Ma protégée prit mon bras; je jetai sur elle le pan de mon manteau. Nous marchâmes aussi vite que le permit la faiblesse de ma nouvelle connaissance, et le poids fatal qui appesantissait sa marche... Nous arrivâmes enfin. Lorsque je vis l'intéressante Juive à la lumière de ma lampe, plus nette que celle du réverbère, je crus avoir devant les yeux l'immaculée de Bethléem, ou la Madeleine après son péché : jamais plus beau modèle n'avait passé devant le peintre d'Urbin. Je commençai à comprendre toute la délicatesse de l'hospitalité que j'exerçais, et je sentis qu'il y aurait presque de l'héroïsme à me tirer loyalement de cette situation critique... Je persistai toutefois à le tenter.

Les manières distinguées de ma jolie hôtesse me prouvaient déjà que je n'avais point recueilli une de ces aventurières qui, après le plus hideux désordre, essayent quelquefois, sur la voie publique, d'intéresser les jeunes gens, qu'elles croient plus passionnés que réfléchis. Mais, craignant sans doute que je ne lui prêtasse des vues semblables, elle me pria d'écouter l'histoire de son malheur. Je la pressai, avant tout, d'accepter quelques rafraîchissemens; je placai des sirops, des biscuits sur le guéridon que je poussai près du divan où je l'avais fait asseoir; elle ne voulut prendre qu'un verre d'eau sucrée, et commença ainsi son récit :

« Je suis fille de M. Ro...., négociant israélite, demeurant dans le quartier du Temple: mon père, homme instruit et qui s'est même associé aux progrès du siècle, par des découvertes industrielles, n'a pu cependant s'affranchir des superstitions nombreuses attachées à notre religion, non plus que de cette sorte de désaffection que les Juifs, en général, vouent, au moins secrètement, à tout ce qui ne tient pas à leur secte. Cet éloignement est d'autant plus injuste de nos jours, en France, que les lois modernes ne reconnaissent plus cette injurieuse distinction qui nous tint si long-temps séparés de la société commune * : exclusion inhumaine, qui nous armait d'hostiles représailles envers les nations dont nous

* En Allemagne, où les gouvernemens se sont plus à comprimer l'essor de la civilisation dans l'intérêt du despotisme, les Juifs sont encore livrés aux plus cruelles humiliations. Il n'y a pas vingt ans, un homme professant la foi judaïque, était assujéti, aux portes de Berlin, à payer le même droit d'entrée que l'on percevait pour un porc... Et l'on s'étonne, après de telles indignités, que les Juifs soient en hostilité ouverte contre les chrétiens, qui les mettent hors la loi de l'humanité !

ne partagions point les droits. Par malheur, les superstitieuses animosités de nos fanatiques n'ont point cessé avec la disgrâce de votre gouvernement : hors de leurs maisons, les Juifs sont citoyens; dans leur intérieur, un grand nombre d'entre eux demeurent esclaves des préceptes exclusifs de la synagogue : mon père est de ce nombre. Or, vous saurez que, d'après notre dogme, une Juive ne peut épouser un chrétien, de même qu'une chrétienne ne peut devenir l'épouse d'un Juif. Il faut dire, toutefois, que votre législation du moyen âge provoqua la rigoureuse exécution de cet usage ancien, en déclarant elle-même *crime de bestialité* le commerce d'un chrétien avec une Juive, ou d'un Israélite avec une chrétienne. Vos lois ont changé; les nôtres sont restées inflexibles... Si elles interdisent l'union légitime, à plus forte raison condamnent-elles les liens que l'amour seul a formés. Une malheureuse fille, suivant la loi de Moïse, qui s'abandonne aux tendresses d'un sectateur du Christ, encourt la malédiction irrémissible de ses père et mère, de toute sa famille, de tous ses co-réligionnaires... Toutes les portes lui sont fermées.... on la repousse du pied comme un pauvre chien expulsé... C'en est fait de son bonheur, c'en est fait de sa vie, à moins qu'elle ne trouve en elle-même ou dans la charité publique des ressources et des consolations contre le malheur qui l'atteint. Ce n'est point ici cette juste irritation, cette colère trop fondée qu'excite l'oubli du devoir et de la pudeur : ce sentiment pardonne ordinairement, après avoir sévi; c'est une acrimonie religieuse qui ronge de plus en plus le cœur, comme l'acide puissant creuse le métal... Voilà, monsieur, dit la jeune israélite en pleurant, voilà la situation où je suis réduite... Puis elle continua son récit en voilant ses yeux des longs cils qui bordaient sa paupière, et desquels tombaient, comme de petits globules de cristal, les larmes qu'elle versait.

« Mon père est en rapports d'intérêt avec un fabricant de Mulhouse, professant la religion catholique ; tous les ans, ce commerçant envoie à Paris un commis-voyageur, qui vient souvent à la maison... Cette année, il en est venu un fort aimable, ou du moins qui m'a paru tel... Ce jeune homme est musicien ; j'ai quelque talent sur le piano : notre hôte faisait de temps en temps de la musique avec moi et ma sœur, qui joue agréablement de la harpe... Hélas ! que vous dirai-je ! l'harmonie est une des sympathies qui lient les cœurs ; j'aimai, je fus imprudente, je devins coupable.

« Cependant mon ami retourna à Mulhouse, sans avoir connu le funeste résultat de notre intimité ; il l'ignore encore ; car, en mission à l'étranger depuis sept mois, il parcourt diverses capitales de l'Europe, et je n'ai pu lui faire parvenir sûrement une lettre. Abandonnée à mes tristes réflexions, n'osant sonder l'abîme où je suis descendue, et ne pouvant confier, sans honte, à personne mon funeste secret, j'ai vu s'écouler les semaines, puis les mois... cachant les suites de ma faiblesse à l'aide d'une torture de précautions, et ne voyant que dans les bras de la mort un refuge assuré contre la juste fureur de mon père. Mais, faible que j'étais, je me surprenais à compter avec la vie ; je sentais approcher l'instant où le sacrifice de mon existence devait prévenir la perte de mon honneur, et je me disais : encore un jour... Bien plus, j'essayais de charmer ces heures dont la trame allait être rompue violemment : ce soir, je relisais, pour la millième fois, une lettre de mon cher Alfred : celle par laquelle il m'avait demandé une entrevue secrète... Je la lisais, et tout à coup l'idée de ma mort vint épandre son deuil sur de suaves ressouvenirs : ma pensée s'endormit dans une sombre rêverie... En ce moment, le papier que je tenais à la main, gagné par la bougie posée sur mon *somno*, s'enflamma rapidement ; le feu se communiqua à mes rideaux, et mon lit était en flammes quand je fus rappelée au sentiment du danger qui me menaçait. Un moment plus tôt, je ne songeais qu'à mourir ; alors je ne m'occupai que de vivre...: tant il est vrai que la nature, en dépit même du désespoir, se révolte contre l'idée de sa destruction. Effrayée, éperdue, je me précipitai hors de mon lit en poussant des cris lamentables. Personne n'était couché dans la maison : mon père, ma mère, ma sœur, les commis, les domestiques accoururent à la fois dans ma chambre... Les rideaux venaient d'être consumés ; mais on arrêta facilement l'incendie.

« Moi, cependant, moi, que ma frayeur avait rendue oublieuse d'une situation qui se dénonçait d'elle-même, sous la simple percale qui me couvrait, j'appris en un instant à dix personnes le résultat de mes coupables amours. Mon père comprima, pour le moment, sa colère ; mais, s'approchant de moi avec un calme péniblement obtenu, il me dit à demi-voix : « Sara, mettez une robe, et venez me trouver dans mon cabinet. » A ces mots il sortit, et toutes les personnes entrées en même temps que lui le suivirent.

« Je restai seule ; j'avais une croisée du premier étage ; elle n'était pas grillée... par là le déshonneur s'était introduit à mes côtés : c'était l'issue que le désespoir offrait à ma vie... Mais je manquai de courage, ou l'espérance me berça en cette extrémité de ses flatteuses promesses : je crus à la clémence de mon père ; je m'habillai, et me rendis chez lui.

« Je le trouvai seul, marchant à grands pas dans son cabinet ; sa respiration était haute, son visage pâle ; ses lèvres tremblaient... Il s'arrêta en me voyant...

— Sara, me dit-il, j'ai été jeune ; les passions ont dû m'égarer : je puis savoir pardonner... répondez-moi. De quel temps date votre faute ?...

— De neuf mois moins quelques jours, mon père... » A cette réponse l'auteur de mes jours réfléchit un moment, et je remarquai un mouvement convulsif dans toute sa personne. Il continua en se calmant.

« Avez-vous confié votre situation à quelqu'un ?

— A personne, mon père.

— Et comment espériez-vous sortir d'une position aussi critique ?

— Par la mort...

— Vous pouviez avoir raison ; peut-être aussi aviez-vous tort. Maintenant soyez sincère... quel est le père de votre enfant ?

— Un commis-voyageur.

— Affreuse lueur de vérité ! s'écria mon père d'une voix tonnante... finissons... son pays, son nom ?

— Il est de Mulhouse, et se nomme...

— Alfred... un chrétien !... tu as eu raison de ne pas recourir au suicide... C'est moi, sacrilége infâme, qui dois t'arracher la vie...

« Et bondissant comme un chevreuil, mon père, par un saut convulsif, se trouva près de son bureau et saisit ses pistolets qu'il y avait posés... Mais ma frayeur, plus prompte encore que sa colère, en trompa l'effet : j'étais dans la pièce voisine lorsque le plomb meurtrier brisa la porte par laquelle je venais de m'élancer, et passa sur ma tête en sifflant... Je n'avais pas encore cessé de courir quand vous m'avez rencontrée ; mais le sentiment de ma conservation s'était évanoui, dominé par celui du délaissement absolu où je me trouvais. La réflexion venait de me rendre ce complément de désespoir qui tue l'espérance... Vous le savez, je cherchais la rivière... Avez-vous été humain en me fermant le chemin du tombeau?... Hélas! je ne le pense pas. »

« Le malheur a quelque chose de vénérable qui commande le respect, et qui l'inspire, même à ceux qu'égarent les passions. Ma jeune protégée, après m'avoir révélé ses infortunes, se trouva revêtue, à mes yeux, d'une robe inviolable. Je lui proposai de lui céder ma chambre, et de me retirer chez un de mes amis.

— J'apprécie votre délicatesse, monsieur, me répondit-elle ; mais vos bontés ont ranimé dans mon cœur l'espérance expirante... ne m'abandonnez pas. Entre moi et la mort, il n'y a que vous, et je vous crois trop généreux pour vous craindre.

— Je serai digne de votre confiance.

— J'en ai la conviction... c'est que, si vous saviez... j'hésite à vous le dire; mais peut-être sous trois ou quatre jours...

— Ah! mon Dieu, mademoiselle, que me dites-vous là?... que penserait-on dans cette maison si...

— Soyez tranquille, mon cher bienfaiteur. Je ne vous laisserai pas accuser; je dirai bien que ce n'est pas vous...

— On ne vous croira pas... vous êtes si jolie... et moi je suis peut-être réputé fort peu sage...

— Oh! mais je redirai avec tant d'ame, votre bienfaisance... votre générosité désintéressée...

— Vous les redirez avec tant d'ame, chère enfant, que vous ferez croire le contraire... N'importe, à quelque prix que ce soit, je ne vous abandonnerai point. Mais, dites-moi, ne sentez-vous aucun des signes précurseurs?...

— Non, non, je ne crois pas.

— Je vous demande cela, parce que dans deux heures il serait difficile d'avoir promptement les secours nécessaires en pareille circonstance... et je vous avoue que si l'événement nous prenait à l'improviste, je serais le plus embarrassé des hommes.

— Je vous le répète, il y a peu d'apparence.

— Je vais donc vous céder mon coucher; il est temps que vous preniez quelque repos... Daignez m'aider un peu de vos conseils; je vais essayer de mettre du linge dans ce lit, si je puis découvrir l'endroit où ma femme de ménage l'a placé.

— Je ne puis consentir à ce dérangement... je m'étendrai sur ce canapé, et j'y passerai le reste de la nuit.

— Non, non, vraiment; vous prendrez mon lit, et bien mieux que vous, je puis me contenter du canapé...

— De grâce, monsieur, n'insistez pas; vous m'obligeriez à quitter cette maison.

— Allons, allons, je cède; mais vous serez si mal... Souffrez au moins que je vous enveloppe de mon manteau. »

« La jolie réfugiée, continua mon voisin, se plaça bien décemment sur le divan, dont j'accumulai sous sa tête les coussins. Je lui fis ensuite une couverture de mon manteau, tandis qu'elle chiffonnait sur sa chevelure brune et luisante le plus beau de mes foulards. Si, par la puissance d'un nouvel Asmodée, quelque observateur se fût trouvé soutenu dans l'air à la hauteur de mes croisées, qu'eût-il pensé en voyant, à travers les vitres, un jeune homme arrangeant, avec une calme sollicitude, sur un lit de repos, la plus jolie femme du monde? Quelle était ma propre pensée lorsque je prenais un tel soin, au doux murmure du souffle qui s'échappait de la bouche de ma charmante juive...? comment m'était échue une stoïcité à l'épreuve de telles séductions...? Je l'ignore; et je ne chercherai point à définir si, dans cette occurence, l'hospitalité fut plus généreuse en moi que le respect pour la position de mon hôtesse ne fut puissant.

« Mes dispositions de garde-malade étant faites et ma lampe de nuit allumée, je me jetai, tout habillé, sur mon lit, où le sommeil ne vint pas aussi vite que de coutume... La situation assez singulière, assez neuve où je me trouvais, et que je me proposais bien de taire à mes amis du café de Paris, ne me laissait pas sans inquiétude sur la fin de tout ceci. «Car, me disais-je, quand on se mêle d'être hospitalier, il ne faut pas l'être avec parcimonie, surtout envers la beauté... Ceci convenu, que vais-je faire de la belle Israélite? Madame Jullemier, ma voisine, pourvoira au plus pressé..... Mais après cela, que deviendra l'amante du commis-voyageur? Où placerons-nous l'enfant que dame nature va jeter tout au travers des obligations que je me suis imposées?... Certainement, après le manége de ma perfide, entrevu ce soir dans une glace de salon, je dois l'oublier, et je pourrais... non je ne pourrais pas, au moins sans indélicatesse, et mon caractère se démentirait comme dans un roman moderne. Ecrivons dès demain au père de l'enfant; qu'il vienne, qu'il accoure, et se hâte d'assurer un asile à son amie, à son fils... Mais un commis-voyageur n'a, le plus souvent, pour domicile que la diligence ou la chambre-caserne de l'auberge ; celui-ci pourra-t-il recevoir cette famille qu'il s'est donnée étourdiment ?... N'importe, écrivons-lui... Et s'il se dispense de répondre, si les gros charmes de quelque servante d'hôtellerie lui ont fait oublier sa trop sensible Juive?...alors... alors on verra... dormons...» Mais je ne dormis guère : en jetant les yeux vers le canapé, je vis, éclairés par les pâles rayons de ma veilleuse, les traits empreints d'une douce pâleur de l'intéressante réfugiée... Elle ne dormait pas non plus : son grand œil noir, ouvert, réfléchissait une pensée mélancolique, peut-être une inspiration du désespoir... Et je voyais mon manteau soulevé par des soupirs, dont le son comprimé ne parvenait pas à mon oreille..... Puis, glissant jusqu'à l'extrémité inférieure de cette couverture improvisée, mon œil rencontrait un bien petit pied, recelé dans son brodequin couleur solitaire... Tout cela n'est point favorable à une stoïcité de 23 ans: je dégageai de leur cordelière les plis de mon rideau, et je l'établis, barrière de soie, entre la perspective où se fixait mon regard et le cerveau, trop irritable, que cette vue pouvait enfiévrer.

« Apparemment, je m'endormis au point du jour; car je n'entendis pas le bruit, d'ailleurs assez léger, que l'intéressante Israélite fit pour quitter le canapé. En ouvrant mon rideau, je la vis assise près de la croisée, son mouchoir à la main, les yeux fixés à terre... elle pleurait. Je me jetai hors du lit et courus la consoler... autant qu'on le peut sans avoir de consolations solides à donner, et quand on veut s'abstenir d'en offrir de spécieuses. Cependant, je parvins à faire quelque peu diversion au chagrin de Sara... Nous réussîmes à faire ensemble deux médiocres tasses de chocolat; je les servis sur la tablette d'un écran, que je préferai peut-être à mon guéridon, parce qu'il est naturel de s'asseoir le plus près qu'on peut d'une jolie femme. Vous connaissez cette sorte de meuble : la moindre impulsion le renverse; or, voilà ce qui arriva. Nous venions de vider nos tasses; je promettais, avec plus d'éloquence que d'espoir, à Sara l'arrivée prochaine du commis-voyageur, auquel, après y avoir mûrement réfléchi, je l'engageai à écrire, au lieu d'écrire moi-même, parce qu'on est assez disposé à calomnier la mission du secrétaire intime d'une dame... Tout à coup, l'écran perd l'équilibre, se renverse, et les deux élégantes coupes de porcelaine sont brisées... Cet accident me paraissait inexplicable : les mains blanches de Sara reposaient sur ses genoux ; ses pieds dépassaient de beaucoup celui du meuble renversé ; j'étais sûr de n'y avoir pas touché... Je me perdais à chercher une cause, lorsque la rougeur de ma Juive me révéla ce mystère... La coupable, c'était une petite créature à naître, chez laquelle le mouvement venait de constater son droit d'aînesse sur la respiration.

« Calmez-vous, mademoiselle, dis-je à ma protégée, dont l'émotion était extrême, le malheur n'est pas grand... Puis j'ajoutai en souriant, ce sera un robuste garçon ; nous en ferons un militaire.

« Dans la journée, je crus remarquer assez de calme chez Sara pour me hasarder à lui rappeler qu'elle touchait, de son aveu même, fort agréablement du piano ; je courus ouvrir le mien. La jeune Israélite me suivit par cet instinct, je dis plus, par cet entraînement musical qui peut dominer toutes les passions de l'ame... Ah! que je conçois bien le pouvoir de l'harmonie ! que j'admire la fable ingénieuse d'Orphée attroupant, aux sons enchanteurs de sa lyre, les animaux féroces, devenus inoffensifs ; ou celle qui nous montre Amphyon élevant les murs de Thèbes par la seule puissance de ses accords... Mais j'admire bien plus encore le célèbre médecin anglais Willis, appropriant, mesurant l'influence harmonique pour rendre à l'organe cérébral ses fonctions normales... Oui, madame, oui, poursuivit mon voisin en s'animant, la musique est une éloquence, une irrésistible éloquence, bien plus féconde en ressources que n'est celle des Démosthènes, des Cicéron et des Mirabeau... car elle comprend cette victorieuse faculté d'imitation qui sait amorcer et séduire toutes les inclinations, en s'imprégnant de leur caractère, en prenant l'intonation de leur langage. La musique sonne des fanfares avec le guerrier, soupire avec l'amant, tonne avec la colère, pleure avec la douleur, s'enivre avec le biberon, se plaint avec le blessé, expire avec le mourant... Et la sympathie, cette chaîne invisible qui lie les ames à toutes les distances de l'espace, de la fortune, du rang, comme elle est secondée par la langue d'Orphée; comme elle vibre aux accords d'une voix douce ou d'une harpe sonore....! Mais je vous égare dans les rêveries de mon dilettantisme; revenons à Sara.

« Elle était excellente pianiste, et chantait à ravir. Une fois assise à l'instrument, le philtre de l'harmonie l'enivra; ses chagrins parurent charmés. J'avais pris mon violon, et j'accompagnai tous les morceaux qu'elle fit courir sur le clavier. Les heures s'écoulaient, suaves et rapides; le jour, en nous retirant sa lumière, mit fin... non, je me trompe, interrompit ce concert prolongé.

— Eh! bon Dieu! m'écriai-je en posant mon violon, et dîner...

— Pardon, pardon, monsieur, je vous ai retenu, s'écria tristement Sara, rendue soudain à sa douleur, comme par le coup de baguette d'un méchant enchanteur... Sortez; ne vous gênez pas pour moi... Enfermez la malheureuse Sara sous clé... et ce soir, quand les ténèbres seront épaisses, vous me conduirez à la porte d'un de ces hospices où l'on soigne une vie flétrie; pour aider à l'accomplissement d'une vie future... J'y entrerai seule et je dirai : Me voilà, moi, fille d'un respectable négociant, je viens demander le lit de l'infamie, la couche mortuaire du désespoir : ne me la refusez pas.

— Non, mademoiselle, non, m'écriai-je avec transport, telle ne sera pas votre destinée; soyez-en certaine, je ne vous abandonnerai point... Daignez m'attendre un peu, continuai-je en prenant mon chapeau : je reviens dans peu d'instans... Je sortis.

« Je rentrai bientôt avec l'un des garçons

de mon restaurateur, apportant tout ce qu'il fallait pour dîner. Ainsi que nous en étions convenus d'avance avec Sara, elle s'était cachée un moment dans mon cabinet de toilette; le garçon ne la vit pas. Après son départ, je disposai ce qu'il avait apporté; mais cette fois, ce ne fut pas sur l'écran à tablette : il était prudent d'éviter quelque nouvel exercice gymnastique du petit commis-voyageur.

«Ma jolie Juive dîna passablement; puis nous nous remîmes au forté. *Chassez le naturel, il revient au galop* : l'entraînement musical nous fit encore oublier le cours du temps. Vers neuf heures et demie, Sara chantait une romance de Brugières, lorsqu'un cri fort inharmonique qu'elle poussa, me parut peu compatible avec l'*andante* touchant qu'elle me faisait entendre. Un second cri suivit de près le premier..., puis la romance de continuer... Mais bientôt je vis le front de Sara humide, et ses traits, si frais, si délicats, se contractaient par intervalles... Alors le chant cessa; ce fut un dialogue en prose, d'un caractère tout différent, qui succéda.

« Vous n'êtes pas bien, mademoiselle, dis-je avec intérêt ?

— Il est vrai, monsieur, et je crois éprouver un peu d'indigestion.

— Cela ne serait pas surprenant ; vous avez chanté trop tôt après votre dîner... Quel est le siége de la maladie ?

— Mais il me semble que ce sont des douleurs d'estomac que je ressens.

— Comme vous dites, il y a de l'indigestion... Cependant, dans la situation où vous êtes, on pourrait soupçonner...

— Je ne le pense pas, répondit Sara en baissant les yeux...

— Je soumets, en ceci, mes lumières aux vôtres; vous devez savoir mieux que moi... Mais afin de prendre certaines précautions contre une surprise, j'oserai vous demander si, d'après votre calcul ?...

— Mon calcul... répliqua avec hésitation notre jolie Juive, rouge jusqu'aux yeux... je vous assure que... je n'en ai fait aucun.

— Comment? pas même approximatif?... A quelques jours près, il ne vous serait pas possible de fixer, dans vos souvenirs, quelque chose qui ressemblât à une date.

— Vraiment, monsieur, je... je ne sais!.. je ne crois pas... j'ai peu de mémoire... ah!... ah!...

— Ceci, repris-je avec une sorte d'effroi, me rappelle que j'ai manqué de prévoyance... j'aurais dû voir une personne du voisinage, et la prévenir que d'un moment à l'autre...

— Ne vous inquiétez pas, mon cher protecteur; je vous le répète, c'est une simple douleur d'estomac...

— Je vais donc à l'instant vous faire préparer une potion, qui m'a fort bien réussi dernièrement.

— J'accepte avec reconnaissance... et d'ailleurs, si Dieu voulait que je fusse atteinte... avec du courage... je saurais vous épargner l'embarras qu'un événement... oh! oui, quand on est bien résolue... Allez, allez, j'ai de la fermeté...

— Votre courage et votre fermeté, chère demoiselle, seraient d'un poids léger dans les mains de la nature... Essayez toujours de la potion...

— Oui, oui, je suis sûre que la potion fera très bien... Dieu!... quelle vive douleur !

— Toujours à l'estomac ?

— Non, cette fois, c'est vers la région des reins...

— Les reins, voilà qui me rassure...: ce n'est pas ce que nous pourrions craindre*... quelque rhumatisme peut-être... ce genre d'indisposition est commun aujourd'hui, même chez les jeunes gens.

— Oui, cela pourrait fort bien être... un rhumatisme.

— Alors, je ferai joindre un topique, un liniment, à la potion stomachique... Je cours chez le plus prochain pharmacien...

« Je m'élançai sur l'escalier, déjà troublé

* On voit que nos jeunes gens connaissaient bien peu les signes précurseurs des accouchemens.

par les deux ou trois cris aigus que Sara venait de pousser, mais croyant aussi candidement qu'elle à son mal d'estomac et à ses douleurs rhumatismales. Ce que je craignais surtout, c'était qu'on n'entendît les plaintes d'une femme dans mon appartement; qu'on n'allât croire que je la battais : scène assez commune chez certains jeunes gens... Puis je me disais en courant... : « si elle allait accoucher pourtant... quel embarras, quelle esclandre... moi qui suis si rangé... à domicile... Ah ! je me suis fourré là dans une situation critique en diable... D'un autre côté, la petite est jolie; elle me semble fort bonne musicienne, et chante avec une expression... Ce fripon de commis-voyageur a été bien heureux... Après tout, les droits de l'hospitalité ont leurs limites... Par la suite, qui m'empêcherait d'offrir mon cœur à Sara; mon cœur sans ma main, s'entend... Occasion excellente pour me venger de l'infidèle dont une glace m'a dénoncé la perfidie... Oui, mais vivre avec une Juive... faire retentir les synagogues de malédictions fulminées contre moi, ameuter tous les rabbins de Paris, encourir peut-être les foudres du grand shenderin même !... Non, décidément, je ne ferai pas de propositions à Sara. Je sortirai de là en homme désintéressé, vertueux : ce sera superbe...» Et ces réflexions à batons rompus m'avaient ramené à ma porte, muni de la potion et du liniment. Je montais rapidement l'escalier, lorsque j'entendis de nouveaux cris... partant de ma chambre. « Mon Dieu, c'est elle ! repris-je avec effroi ; comme c'est disgrâcieux... Je gage que mes voisins vont se mettre aux croisées... Je serai demain le sujet de toutes les causeries, de tous les cancans du quartier.»

« Je trouvai ma Juive à moitié couchée sur mon canapé, se tordant sous l'atteinte déchirante d'une douleur intolérable... Ses cheveux, détachés, flottaient sur son cou ; son visage était décomposé : je cessai de croire à l'indigestion et au rhumatisme. Mes yeux s'ouvrirent ; j'accourus chez vous, après avoir fait part à Sara de mes craintes et des dispositions que j'allais faire... Vous savez le reste. »

Mon voisin fit de fréquentes visites à ma pensionnaire, à laquelle, malgré ses prudentes réflexions, il semblait s'attacher, en dépit des rabbins, des synagogues et du grand shenderin. Sara, de son côté, paraissait fort affectionnée à son bienfaiteur; mais on remarquait de la gêne, de l'embarras dans les expressions les plus expansives de sa reconnaissance... Il y avait quelquefois un élan de toutes les puissances de son ame vers le bon jeune homme; puis tout à coup elle semblait regretter de s'être montrée si tendrement reconnaissante; elle devenait triste, rêveuse, et retirait la main qu'elle avait mise dans celle de son ami.

Enfin, un jour, paraissant faire un grand effort de résolution, Sara dit à mon voisin :

« Mon ami, vous m'aviez promis d'écrire au jeune homme que vous connaissez?

— C'est vrai, Sara, répondit-il avec tristesse; je l'avais oublié...

— Et moi aussi... mais c'est une démarche qu'il faut faire... il le faut, répéta-t-elle avec un soupir ; je ne dois pas rentrer chez vous.

— Je sens toute la légitimité de vos scrupules ; je les respecte ; mais il me semble que, par l'appréciation d'un tel motif, il était convenu que ce serait vous qui écririez.

— Oui, je m'en souviens à présent... j'écrirai donc. »

La jeune Israélite écrivit, car, environ trois semaines après, lorsque son protecteur entra, il la trouva tout en pleurs, et tenant à la main une lettre ouverte.

« Tenez, mon ami, lisez, dit-elle en tendant le papier à mon voisin. Celui-ci lut ce qui suit :

« Votre lettre, ma bonne Sara, m'a déchiré
« le cœur... je tremble encore, en vous écrivant,
« du danger affreux que vous a fait courir la
« colère de votre père... Je vois votre for-
« tune, votre avenir perdus par ma faute !...
« Je suis bien coupable, Sara, et par la plus
« cruelle des fatalités, je ne puis, en ce mo-
« ment, prendre aucun parti... D'autres mal-

« heurs pèsent sur ma vie, qui rendent ma « volonté esclave d'une cruelle indécision.

« Mais, je m'empresse de venir à votre « secours, au moins pour adoucir l'adversité « où je vous ai plongée... Sous ce pli vous « trouverez une traite de mille francs sur la « maison G...., rue de Vendôme, à Paris. Je « serai moi-même dans cette ville vers la fin « du mois prochain; mais alors vous me dé« testerez... Enfin je vous verrai. »

Cette lettre renfermait un sens mystérieux que ni Sara, ni mon voisin, ni moi, ne pûmes deviner; il fut éclairci quelques jours plus tard. Ma pensionnaire avait fait parvenir secrètement plusieurs lettres à sa sœur, et l'avait priée, avec instance, de venir la voir. Esther avait toujours répondu de la manière la plus tendre à Sara; mais elle n'était pas venue. Enfin, un soir que j'étais dans la chambre de notre aimable Juive, nous vîmes entrer une jeune personne fort belle, que j'aurais à l'instant reconnue pour la sœur de ma cliente, quand cette dernière ne se serait pas élancée dans ses bras en s'écriant... «Esther! ma chère Esther!...

— Mais que vois-je! continua Sara avec la plus grande surprise... toi aussi!

— Oui, bonne sœur, ma faiblesse vient partager l'asile de la tienne... Je n'aurais pu braver la fureur de mon père... je m'y suis soustraite...

— Hélas! nous sommes bien malheureuses, dit Sara en sanglotant sur le sein d'Esther.

— Plus encore que tu ne penses, répondit celle-ci d'un accent solennel : le père de l'enfant que je porte, c'est... le père du tien...

— Ah! l'horreur! s'écria avec plus de stupéfaction que d'emportement la pauvre Sara... Voilà donc le mystère de sa lettre expliqué!...»

Le lendemain, j'accouchai Esther, qui ne cria pas moins que sa sœur... Les Juives sont-elles plus sensibles ou plus irritables que les autres femmes? Les deux Israélites sortirent en même temps de ma maison; je sus depuis que ni l'une ni l'autre n'avait épousé le commis-voyageur...Mais il ne m'a pas été possible de savoir quelle a été la destinée ultérieure de ces pauvres demoiselles : mon jeune voisin s'est montré, sur ce point, impénétrable comme un diplomate anglais.

DERNIÈRES SCÈNES DE VOYAGE.

—

Une Visite chez des Moines.

—

Un mathématicien qu'un de ses amis avait conduit à une représentation de *Zaïre*, lui disait en sortant du théâtre : « Voilà qui est beau; mais qu'est-ce que cela prouve ?... » Cette remarque d'un esprit géométriquement positif, je la fais chaque fois qu'il m'arrive de penser à la vie monastique, et je me dis mentalement : « Cette réclusion perpétuelle, ce renoncement à toutes les jouissances du monde peuvent être fort méritans ; mais qu'est-ce que cela prouve ? et surtout qu'est-ce que cela produit ?...» J'avoue que je me montrerais d'un septicisme obstiné, si quelque zélé partisans des cloîtres entreprenait de m'en prouver l'utilité ; et quant à la production des résultats du monachisme, j'en nierais avec d'autant plus de tenacité l'évidence, que la règle claustrale est diamétralement opposée à ce précepte émanant du Verbe lui-même : *Croissez et multipliez*... ceci soit dit tout intérêt de sage-femme à part.

Or, rien n'inspire une plus vive curiosité que les choses qu'on ne conçoit pas : depuis ma plus tendre jeunesse, je désire ardemment visiter l'intérieur d'une maison de trapistes. Je sais déjà que la plupart des hommes ensevelis dans ces grandes tombes, où ils meurent durant dix, vingt, trente ans, sont des pécheurs venus à résipiscence. C'est une étude à faire que celle d'une contre-partie si absolue de l'empire des passions, ou plutôt de cette passion négative au sein de laquelle viennent se glacer toutes les autres. Pour moi, je ne vois rien de véritablement dévot dans cette bouderie contre la destinée, qui confine les humains au fond d'un couvent, après de grands malheurs ou de grands mouvemens de l'ame : Saint Cyran se faisant fondateur de la Trappe parce que dans les beaux yeux de la duchesse de Montbazon se sont éteints, en même temps, l'amour et la vie ; le comte de Comminges maigrissant de dépit, parmi les trapistes, parce qu'il ne put être heureux à sa guise; enfin un officier supérieur de l'ancienne garde impériale se condamnant à passer le reste de ses jours entre quatre murailles humides, et n'entendant retentir sous les voûtes sombres que l'écho de ses pas, parce que le renversement d'un système politique a trompé son ambition : en vérité je ne vois rien dans le sacrifice de tous ces gens-là qui profite à la religion... Considérez donc, me dira-t-on, que ces honnêtes cénobites labourent les champs, cultivent les jardins, exercent les professions de menuisier, de charpentier, de tourneur... soit : mais en admettant qu'un moine né marquis, qu'un ancien colonel ou un ex-avocat soient devenus tout d'un coup propres à diriger la charrue, à manier la bêche, à pousser le rabot, à se servir de la bisaigue et à tenir la gouge, je ne vois pas qu'il y ait grand profit pour ces arts à ce que ceux qui les exercent énervent leurs bras par l'abstinence, et se condamnent à un mutisme perpétuel, lorsque, du reste, ces agriculteurs ou ces artisans improvisés doivent faire d'assez méchans ouvriers. Reste donc le but religieux, et je crois fermement que le marquis l'eût mieux atteint en faisant circuler, même follement, ses revenus dans le monde ; le colonel en défendant son pays ; l'avocat en plaidant la cause, si souvent négligée, du pauvre.

Ce fut avec ces idées que me trouvant, il y a quelques années, en Dauphiné, je me décidai à prendre des habits d'homme, pour visiter la Grande-Chartreuse, dont j'avais entendu raconter tant de choses, pour la plupart fabuleuses. Accompagnée d'une personne sûre et dévouée, je partis, un beau matin, de Grenoble pour faire une excursion vers le fameux désert de *Saint-Bruno*. Après trois heures de marche autour du mont *Saint-Enard* et dans les gorges environnantes, au bruit des cascades tombant de la montagne, et formant quelquefois des arceaux de cristal au-dessus du chemin, nous arrivâmes au pied du mont *Sapé*, que nous gravîmes péniblement. Parvenues à son sommet, et du sein d'un air extrêmment raréfié, nous planâmes sur cette vaste contrée au milieu de laquelle serpente l'Isère, et dont Grenoble fermait l'horizon. Puis, abandonnant à regret cette belle perspective, nous continuâmes notre route vers le couvent, à travers la sombre uniformité d'une forêt de pins, d'ifs et de sapins. Nous arrivâmes bientôt au village de Chartreuse, dont l'aspect sauvage et la morne tristesse nous préparèrent à la vue plus gravement solennelle du monastère vers lequel nous marchions. Tout à coup et lorsque notre œil inquiet cherchait encore une direction, nous passâmes une gorge qu'étranglent deux montagnes coupées à pic, sentinelles gigantesques qui semblent garder l'entrée du vallon situé au-delà. Lorsque vous avez franchi ce défilé, c'est un désert que vos regards attristés parcourent : un désert d'une lieue et demie de circonférence, et que des rochers, dont les pointes se perdent dans la nue, séparent du reste de la terre. On vous dit, la Chartreuse est là ; mais vous ne la voyez pas : il faut que votre pied vienne heurter les murailles du couvent pour qu'il se révèle à votre vue... Alors apparaît un grand corps de pierre, formé d'une multitude de pavillons s'adossant à l'église, et criblé d'innombrables et étroites fenêtres, armées contre le jour d'un grillage serré. Une flèche très haute surmonte l'édifice, et dessine sa forme grisâtre sur la noire forêt qui couronne la montagne à laquelle le bâtiment s'appuie. De ces constructions immenses aucun bruit ne s'élève; nul accent n'en interrompt le silence ; car en cet asile mystérieux la voix est proscrite : l'homme oublie la parole... Seulement vous entendez le bruissement monotone des sapins agités par le vent; et, dans le lointain, la chute bouillonnante d'un torrent, qui s'échappe des flancs d'une roche vieille comme le globe... Par un sentier étroit, cotoyant des précipices d'une effrayante profondeur, nous arrivâmes à l'entrée de la maison. Si l'abstinence et la chasteté sont les vertus des disciples de saint Bruno, la patience doit être celle des gens du monde qui ont le courage de les visiter... Nous frappâmes près d'une heure à la porte massive qui clôt ce sanctuaire de la pénitence... pendant une heure, les échos de la montagne répétèrent, en les prolongeant, nos coups de marteau redoublés. Enfin on ouvrit; la porte en s'écartant nous laissa voir une sorte de fantôme: un reclus long, maigre, au teint jaune, à la tête rasée, et dont les yeux, du fond de leur orbite excavée, brillaient d'un feu sombre et pénétrant... J'avais enfoncé mon chapeau sur mes yeux, pour dérober, dans ce premier instant, mes traits féminins... malgré cette précaution je crus que le spectre avait deviné mon sexe... peut-être me trompais-je, mais il me sembla que son regard était devenu plus brillant, et que sa poitrine s'agitait sous la souquenille de bure couleur marron qui lui servait de vêtement *.

Le cerbère de la Chartreuse ne nous parla point; mais son geste nous dit d'attendre; il parut aller prévenir quelqu'un de notre arrivée; la porte se referma... Une demi-heure d'attente s'écoula encore; et nous commencions à trouver que notre curiosité était mise à une rude épreuve, lorsque la lourde porte tourna pour la seconde fois sur ses gonds. Cette fois, ce fut une figure riante et hospitalière qui s'offrit à nous : le premier personnage pouvait être pris pour le ministre de l'abstinence; le teint fleuri du dernier venu était l'enseigne de la bonne chère. La con-

* Dans le second volume de ses *Impressions et Voyage*, Mr Alexandre Dumas dit qu'une seule femme, habillée en homme, s'est introduite à la Chartreuse : je ne sais si cet écrivain a voulu me désigner; mais c'est ainsi déguisée que j'ai pénétré dans cette maison. Madame la duchesse de Berry y fut admise en 1829; mais il fallut une permission du pape.

fiance nous revint en voyant cet introducteur : il était vêtu d'une robe de laine blanche, fort propre ; ses mains n'annonçaient pas plus le travail que son visage ne faisait présumer le jeûne, et l'austérité dont il cherchait à donner l'expression à ses traits, nous parut évidemment contrainte...

Le cénobite, étant arrivé près de nous, se coucha ventre à terre et psalmodia quelques mots, une courte prière sans doute ; puis, se relevant avec agilité, il nous fit signe de le suivre... La porte se referma derrière nous... Je ne sais quel frémissement parcourut en ce moment tous mes membres... je crus qu'une barrière d'airain venait de tomber, avec un bruit lugubre, entre moi et les domaines de la vie *.

* A l'époque où je visitai la Chartreuse, l'ordre de Saint-Bruno avait repris toute l'austérité, ou du moins l'apparence d'austérité de ses anciennes règles... c'était peu de temps après la chute du régime appelé la restauration. Depuis, les reclus du Dauphiné se sont un peu relâchés de cette règle : ils parlent quelquefois.

Une cour très grande, que nous traversâmes, était remplie de charrues, de voitures, d'instrumens aratoires, de bœufs, de chevaux, de moutons. A travers cet appareil des exploitations rurales, erraient des hommes, ou plutôt des squelettes vivans, semblables au gardeporte... Mais nous vîmes aussi parmi eux des moines portant, ainsi que celui qui nous conduisait, des robes d'une blancheur éclatante, et des figures dénonciatrices des infidélités faites aux austérités cénobitiques. « Allons, allons, me disais-je, en marchant, derrière notre guide, sous une voûte longue et sombre: à la Chartreuse, comme dans le monde, les niais, c'est-à-dire les gens sincères et de bonne foi, sont seuls attachés à leurs devoirs, et maigrissent à la peine. Ici, tout aussi bien que dans la société, les intrigans, les hommes à savoir-faire, les hypocrites, jouissent des honneurs de la vertu; sans en supporter les obligations laborieuses, et l'unique tâche qu'ils s'imposent est un vain semblant... Les chartreux au teint hâve, au regard caverneux, aux jambes rendues chancelantes par le jeûne et le travail forcé, sont dupes des moines aux blanches robes... les chartreux ont leurs humbles prolétaires et leur aristocratie improductive... où diable la corruption du siècle va-t-elle pénétrer !»

Dans le corridor ténébreux où nous marchâmes long-temps, quelqu'un, un moine apparemment, nous croisa en rasant la muraille; je ne pus distinguer ses traits, mais je crus voir flamboyer ses yeux, et sa robe effleura la mes vêtemens. Il me saisit la main en passant; la chaleur âcre et moite de sa peau me pénétra jusqu'aux os, tandis qu'il me disait d'une voix basse... : « Vous êtes une femme ; j'ai reconnu votre sexe... On ne trompe point, à cet égard, les sens d'un chartreux... Fille d'Eve, pourquoi venez-vous ici?... Pourquoi jeter des élémens combustibles sur des feux à peine assoupis, et qui peut-être vont se réveiller terribles et dévorans... » A ces mots le reclus s'éloigna... Et j'entendis gronder un gros soupir, auquel succéda un *Ave Maria* dont l'intonation vibra longuement sous la voûte.

En ce moment nous arrivions devant une porte brisée ; nous l'entrevîmes au jour incertain que laissait pénétrer en ce lieu une sorte de meurtrière. De plus, nous vîmes à droite un escalier, à gauche une porte de moyenne grandeur, auprès de laquelle on avait scellé dans la muraille un banc, devenu luisant par l'usage long et fréquent. Au dessus était appendue une pancarte indiquant aux visiteurs, en style rude, bref et sentencieux, la conduite qu'ils devaient tenir dans la maison, durant la station de trois jours au plus qu'ils y pouvaient faire. Dans cette instruction, l'hospitalité des chartreux se montrait impérieuse et despotique : j'avais cru que la charité devait être humble et douce.

Nous regrettions fort d'être venus subir les lois de ces misantropes ascétiques, qui se vengent ainsi, sur les gens du monde, des privations réelles ou simulées qu'ils s'imposent. Notre introducteur avait disparu par la porte brisée ; une nouvelle attente, qui nous parut avoir duré plus d'une heure, ne corroborait point la patience prête à nous échapper depuis long-temps ; bientôt elle devint extrême, et nos pieds, agités par une vive contrariété, produisaient, sur les dalles froides et humides, à peu près le bruit que l'on entend dans nos spectales, quand les acteurs sont en retard... il faut convenir aussi que la représentation des disciples de Saint-Bruno tardait beaucoup.

Au bout d'une heure et quart, l'épreuve de notre patience prit fin : nous vîmes sortir par la porte brisée un autre religieux à la robe blanche, mais auquel l'aristocratie claustrale avait moins profité qu'à son prédecesseur : celui-là était maigre. Il se prosterna à son tour le ventre contre terre, marmotta quelque patenôtres, puis il se releva, et, dans le langage mimique de la maison, nous prescrivit de le suivre. Ayant passé la porte brisée, nous nous trouvâmes dans l'église. Il y régnait une obscurité mystérieuse, qui ne nous permit d'en mesurer la grandeur qu'à travers les ombres ;

mais quelques cierges jétés çà et là comme de petites étoiles, faisaient scintiller, sur l'espace ténébreux, l'or, l'argent et même les pierreries le maître-autel : il nous sembla fort riche. Autour du chœur s'arrondissaient, en forme de fer à cheval, les stalles des chartreux... C'est là que, la nuit comme le jour, leur voix grave et creuse, dans les seuls accens qui lui soient permis, chante la gloire du Très-Haut... En entrant dans le temple sombre, mystérieux et solennel, d'où s'élève ce concert pieux, on se sent pénétré de vénération : en ce lieu, la religion aurait de l'éloquence même pour les esprits forts... elle pénétrerait jusqu'à l'ame de l'athée...

Ce fut donc sans effort que, passés dans un cabinet voisin de l'Eglise, nous nous agenouillâmes, au signe impératif de notre conducteur, devant un prie-dieu, sur lequel était ouverte une imitation de Jésus-Chrit... Le moine la prit et nous en lut un chapitre, qui nous émut profondément... L'appareil des rites est le plus puissant auxiliaire du christianisme; le sacerdoce fut bien inspiré en l'empruntant de la foi païenne.

Nous nous croyions à bout d'épreuves : il n'en était rien. Ramenés par l'homme blanc à la place où il nous avait pris, notre patience y dut subir une troisième attente... mais elle ne fut pas longue : la porte de droite s'ouvrit, et nous entrâmes dans une salle à manger, où se trouvait une table toute servie.

Nous n'étions pas seuls de visiteurs; nous en vîmes arriver d'autres, avec plusieurs jeunes ecclésiastiques, envoyés en discipline dans la maison. Rarement le couvent était sans quelques uns de ces lévites, oublieux des devoirs du sacerdoce; ce qui prouve que sa morale est plus facile à prêcher qu'à suivre. Le repas se composait de légumes seulement; mais ils étaient bien assaisonnés; le vin et le pain qu'on nous servit étaient de bonne qualité. Tandis que nous mangions, le chartreux maître des cérémonies se tint debout à l'une des extrémités de la table : au commencement du repas, il avait récité à haute voix une prière ; il en récita une autre à la fin... Et pas une seule parole... : un silence pythagorique ; pour tout langage, des signes.

Indépendamment du réfectoire où nous venions de souper, et qui n'était destiné qu'aux visiteurs et aux prêtres en discipline, il y avait deux autres salles : l'une pour les pères, l'autre pour les frères chartreux. La nourriture des uns et des autres était beaucoup plus rigoureusement maigre que celle qu'on nous avait servie. Les chartreux boivent dans des vases de terre, imitant, par la forme, celui dont se servait leur fondateur. Jusqu'au sein de la piété l'on se livre à l'imitation, qui n'est que l'ombre des goûts et des sentimens. Les assiettes, les cuillers, les fourchettes dont on se sert à la chartreuse sont de bois.

Après souper, nous demandâmes la permission de parcourir le couvent, toujours sous la conduite du religieux qui nous avait introduits à l'église, au cabinet des prières, au réfectoire. En sortant de ce dernier lieu, nous parvînmes, par divers circuits, dans une espèce de jardin où semble sommeiller une triste végétation de buis, d'ifs et de cyprès, privée des bienfaits du soleil par une muraille haute de trente pieds... Une immense croix, taillée dans des buis nains et couchée sur le sol, se détache en vert pâle sur le sable battu qui l'environne; ce jardin n'a pas plus de trente pieds carrés. A l'une de ses extrémités, se trouve la porte principale de l'église; vis-à-vis, une sorte de tribune, à laquelle on arrive par quelques degrés en bois. C'est de là que les visiteurs et les aspirans entendent l'office. Près du jardin est une salle longue, étroite et garnie de bancs sur les côtés: chaque soir, à huit heures, pères, novices, aspirans et visiteurs s'y réunissent au tintement funèbre d'une cloche.

Au milieu de la salle s'élève une chaire: l'un des religieux y lit, pendant une heure, les règles de l'ordre, commentées, et rendues de plus en plus sevères par les interprétations du fanatisme. La discipline, c'est-à-dire cette grêle de coups que les chartreux faisaient pleuvoir autrefois sur leur corps amaigri, a cessé d'être dans leurs obligations : on n'entend plus les gémissemens que la douleur physique arrachait à ces malheureux durant les lectures du soir ; car c'était ce moment que les moines choisissaient pour se fustiger, et témoigner par là de leur profonde soumission aux préceptes de saint Bruno. Alors les chartreux ne se nourissaient que de pain noir, d'eau claire et de légumes sans graisse et sans sel. Ils couchaient sur les dalles de cabanons humides, disposés autour de plusieurs salles immenses, comme les loges d'une ménagerie. Les lois meurtrières que ces moines suivaient alors ont été bien adoucies : peut-être quelques généraux de l'ordre ont-ils pensé, comme le mathématicien en sortant d'une représentation de Zaïre, que cela ne prouvait rien... Les réclus maintenant réunis à la Chartreuse ont une nourriture saine, et depuis long-temps ils couchent dans des cellules particulières, dont je vais parler.

Le nombre de ces cellules est de quatre cents : elles ouvrent sur plusieurs corridors immenses, que nous parcourûmes successivement. A la fin du siècle dernier, tous ces réduits cénobitiques étaient habités; lorsque nous visitâmes la Chartreuse, trois cent cinquante étaient vides. Aujourd'hui, il n'y a plus dans ce monastère que vingt-quatre ou vingt-cinq religieux. Une sentence est écrite sur la porte de chaque cellule : il en est dont le sens ne me semble ni très clair ni très rationnel : de ce nombre sont celles-ci :

Dans la solitude, Dieu parle au cœur de l'homme; et dans le silence, l'homme parle au cœur de Dieu.

Je vois bien ici une antithèse; mais la pensée a mal secondé l'inversion que présente cette phrase. Voici un distique non seulement irréfléchi, mais quelque peu hérétique.

A ta faible raison garde-toi de te rendre ;
Dieu t'a fait pour l'aimer et non pour le comprendre.

Dieu n'a point défendu à l'homme de croire au témoignage de sa raison, car toute raison, toute sagesse émane de lui ; mais il a dit : Croyez, même lorsque vous ne comprendrez pas ; car votre esprit ne peut sonder tous les mystères de la divinité.

Chacune des cellules se compose de plusieurs pièces situées à trois étages : à l'étage mitoyen, qu'habite ordinairement le moine, sont une chambre à coucher, une pièce à cheminée et un petit cabinet de travail. L'ameublement se compose d'un lit renfermé dans une sorte d'alcôve fermée, avec une paillasse et des draps de laine ; d'un prie-dieu en noyer et de quelques chaises grossières... Je n'ai point vu dans les cellules le fameux sablier dont tous les religieux étaient jadis munis... Sans doute les Chartreux doivent employer dignement les heures, et ne pas les compter. Au-dessus de ce logement est un petit grenier ; l'étage inférieur offre un atelier d'artisan.

Après avoir parcouru une partie des cellules, nous vîmes la salle du chapitre, ou sont rangés, par ordre chronologique, les portraits de tous les généraux de l'ordre, depuis saint Bruno jusqu'à Innocent Masson, mort en 1703. C'est une galerie imposante que celle-là... : Je crus voir la piété de sept siècles représentée dans cette réunion muette, mais non privée d'éloquence.

La nuit était venue quand nous visitâmes le cimetière des Chartreux : nous suivions, pour nous y rendre, une sorte de corridor voûté et ténébreux, lorsque, vers le milieu de sa longueur, une ombre blanchâtre passa près de moi, et la voix qui s'était déjà fait entendre à mon oreille y murmura ces mots : « Sois « satisfaite, fille d'Eve, la flamme du péché « s'est rallumée dans un cœur pénitent... vai- « nement les ossemens de mes frères trépassés « ont résonné sous ma pioche; vainement, « pour étourdir de coupables désirs, je viens « d'ouvrir ma tombe et lui ai promis mon « corps...les inspirations de Satan subsistent... « malédiction ! » et le moine s'éloigna... et la plus triste impression se grava dans ma pensée... Nous arrivâmes au cimetière; le jet tremblotant d'une lanterne, que portait notre conducteur, en éclaira presque toute l'étendue... quelques tombeaux, mutilés par le temps, projetaient leurs masses grisâtres sur la vaste surface de ce champ funéraire; çà et là des mamelons alongés recélaient une fosse... l'herbe y poussait activement... les débris humains y remplissaient leur dernière destination : ils alimentaient la vie végétale du résidu de la vie animale... Au pied d'un sarcophage, sur lequel est agenouillé depuis deux siècles un chartreux de pierre, je vis la terre fraîchement remuée; j'approchai; c'était l'asile éternel d'un reclus : le chartreux du corridor m'avait dit vrai... Une tête de squelette reposait sur le talus nouvellement formé... la lumière, en passant sur ce vestige d'un homme, me montra des dents serrées... je frémis... il me sembla que l'expression de cette tête osseuse continuait la malédiction du moine.

L'heure du coucher était venue; la cloche nous l'annonça. Je m'étais faite homme pour entrer à la Chartreuse; il fallait soutenir ce rôle, et passer la nuit seule dans une des trois cent cinquante cellules vidées successivement au profit de la mort... Quoique mon compagnon de voyage dût occuper la cellule voisine, je sentis mon cœur palpiter à l'idée de cette solitude nocturne en un tel lieu : toutefois, je me résignai sans hésitation... Les chambres où nous couchâmes avaient été disposées récemment pour recevoir des visiteurs : nous y trouvâmes d'assez bons lits... Mais quand je fus seule, quand pour obéir à la règle inflexible du couvent, j'eus éteint la petite lampe qu'on m'avait laissée, je l'avoue, ce fut plus que de l'émotion que j'éprouvai... J'ouvris ma croisée : elle donnait sur la cour que nous avions traversée en entrant, vaste parallélogramme fermé sur ses quatre faces par des bâtimens... Et pas une seule lumière aux innombrables fenêtres, qui toutes se dessinaient en noir sur les divers corps de logis... pas le moindre mouvement dans la maison... Un calme solennel, absolu, effrayant... Sur un point quelconque, cependant, une flamme active brûlait au cœur d'un homme... du moins le chartreux du corridor sombre me l'avait dit... mais qu'était-ce, dans ce grand silence, que le bruit d'un soupir !...

Je me couchai... Que le sommeil fut lent à me secourir, durant cette nuit terrible !... tantôt je croyais entendre des pas dans l'étage supérieur ; tantôt... mon œil fasciné croyait voir s'ouvrir la porte communiquant à la pièce voisine, et s'avancer lentement vers moi, revêtu de sa robe blanche, le cénobite passé de cette demeure dans le cimetière de la chartreuse... Au milieu de la nuit, un chant religieux, grave ou plutôt lugubre, fit diversion au malaise que je ressentais, et qu'il faut bien appeler de la frayeur... : c'étaient les matines, chantées selon l'usage par les chartreux... Enfin, vers la naissance de l'aube, je m'endormis ; mais non pas d'un sommeil tranquille. Toutes les impressions de la veille, agitées dans mon cerveau, y produisirent des images singulières, y combinèrent des scènes étranges. Je vis le religieux qui nous avait servi d'introducteur, assis dans sa cellule devant une table splendidement servie ; entre les mets exquis qui la couvraient s'élevaient le svelte flacon de Lafitte, et le flacon d'Aï, captif sous le fil d'archal. Le bras du moine enlaçait la taille d'une de ces jolies paysannes dauphinaises, dont le costume m'avait rappelé, quelques jours plutôt, les pastourelles de Florian... A ce point, le voile d'un autre songe retomba sur cette scène anti-monastique..... Alors m'apparut, l'œil flamboyant, la respiration bruyante, le chartreux qui, deux fois dans la soirée, m'avait parlé à l'oreille... Par une de ces bizarreries qui n'existent que dans les rêves, sa tête rasée était ceinte d'une couronne de roses, sa robe blanche était traversée diagonalement par une de ces écharpes légères, que nos élégantes ont empruntées des bayadères de l'Inde ; et de la pointe dorée d'une flèche, il faisait bruire à ses pieds des os de mort... J'aperçus parmi la tête du cimetière... elle me grinçait les dents... Tout à coup, le moine tire avec violence mon rideau et s'écrie : « C'en est fait, Satan triom-

« phe ; qu'importe la colère céleste... qu'im-
« porte la damnation éternelle... » En ce moment, je m'éveillai ; le jour commençait à poindre... la vision s'évanouit, et j'entendis dans le corridor une grave euphonie d'*Ave Maria*.

Je jurai, en me précipitant du lit, qu'une seconde nuit ne me retrouverait pas à la Chartreuse : il est des spectacles qu'une imagination vive doit s'épargner. Avant que nous quittassions le couvent, un jeune novice, non encore assujéti à l'obligation du mutisme, nous donna quelques détails sur l'espèce de hiérarchie qui règne parmi les chartreux. En arrivant dans le monastère, on est d'abord novice ou aspirant ; puis, après une année de noviciat, on devient chartreux simple : c'est à ce second degré de monachisme qu'on se livre aux travaux agricoles, ou aux diverses professions manuelles. Un temps plus ou moins long est consacré à cette autre série d'épreuves, où le mérite du réclus est de supporter les plus rudes travaux, les fatigues les plus accablantes, pour l'amour du Seigneur. Si la constance se soutient dans cette sphère de labeur et d'austères privations, le chapitre juge le chartreux du second degré digne de passer au premier.... Parvenu à ce rang, le religieux endosse la robe blanche de saint Bruno; alors, il ne se livre plus qu'à la prière; il entre en communication avec l'esprit divin ; il demeure continuellement ravi en extase et livré à la contemplation.... C'était pourtant l'un de ces hommes à demi sanctifiés qui nous avait apparu si gras, si vermeil, si ingambe.... En vérité, je suis tentée de penser (Dieu me le pardonne si je faux), je suis tentée de penser que le rêve où j'avais vu ce chartreux à table près d'une jeune fille était plus véridique que ses roulemens d'yeux séraphiques et ses prosternemens contre terre.

Lorsque nous quittâmes la Chartreuse, personne ne voulut accepter nos remercîmens : on nous fit entendre que l'hospitalité était un devoir auquel les enfans de la création ne devaient mettre aucun prix. Le chartreux dont j'ai peut-être calomnié la conduite, sur l témoignage de sa mine plus voluptueuse qu cénobitique, nous reconduisit jusqu'à la port extérieure, et répéta, près de son seuil, l prière, ventre contre terre, qu'il avait psal modiée en nous recevant. Il allait repousse sur nous la pesante fermeture armée de fer lorsque nous le priâmes de nous indiquer l chemin à suivre pour nous rendre à l'antiqu cellule de saint Bruno.... Le religieux, à c nom révéré, fit le signe de la croix, étendit l bras vers la direction que nous devions suivr et nous quitta brusquement.

Après avoir marché environ une demi-heu à peu près au hasard, nous arrivâmes à un li qu'il nous fut aisé de reconnaître pour retraite du fondateur des Chartreux. Ce pè s'était établi, avec quelques disciples, au pi même d'une montagne formée de roch superposées, et comme suspendues dans l airs. Le roc, creusé par leurs mains, servit d'asi à ces pieux solitaires; des racines sauvages l nourrirent; une onde limpide qui coulait fond de leur grotte les abreuva.... Mais si ces ermites voulaient vivre dans la plus austère pénitence, ils ne prétendaient pas faire encore le sacrifice de leur vie. Or ils reconnurent qu'à la fonte des neiges, ils seraient infailliblement écrasés par les avalanches, par l'éboulement des terres, ou par la chute des rochers.... Ils quittèrent cette retraite dangereuse, et s'établirent au milieu du désert. Telle fut l'origine de la Chartreuse; elle doit remonter à l'année 1084.

Dans l'endroit même qu'habitèrent primitivement saint Bruno et ses compagnons, on a bâti une chapelle; vous l'apercevez de quelque distance, s'élevant sur un rocher coupé à pic.... L'œil la voit toujours chanceler, ébranlée par les vents de la montagne; mais elle les brave depuis plusieurs siècles, et les bravera peut-être durant plusieurs autres. On lit au-dessus de la porte :

Sacellum

Sancti Brunonis.

Autour de ce petit monument se groupent des roches chaudement colorées, que couronnent des massifs de sapins ; quand le soleil frappe leurs parois, on voit reluire sur ces rochers des substances cristalines et micacées. C'est un site pittoresque, hardi, sauvage, près duquel je voudrais voir posé le chevalet d'un Watelet.

Nous sortîmes du désert de saint Bruno par une issue opposée au défilé par lequel nous y étions entrés : de ce côté aussi, deux colonnes de roc semblent s'écarter à peine pour livrer passage aux voyageurs. Un peu plus loin, plusieurs filets d'eau se réunissent en bouillonnant pour former une cascade, au bruit de laquelle on s'éloigne de ces lieux, et qu'on entend encore lorsqu'on est déjà loin.

SCENES D'INTÉRIEUR.

Le Brigand discret.

On entend quelquefois de singulières conversations dans des pensions de dames enceintes, et la critique médisante de celles qui s'y trouvent ne s'inspire pas toujours du souvenir de la Samaritaine... On jette la pierre à son prochain, sans se rappeler qu'on a péché soi-même. Il n'y a pas très long-temps encore, un cercle féminin réuni dans mon salon, devisait très hostilement, je vous l'assure, sur le laisser-aller social de certaines femmes du monde, qui, pour s'y livrer, n'attendent pas toujours que l'état d'épouse et de maîtresse de maison agrandisse pour elles le cercle des convenances. « C'est à dire que les demoiselles de notre pays ne vous paraissent pas assez réservées, interrompit une dame, presque indignée de voir sortir une telle séverité de principes d'un comité qui s'était montré si débile dans l'exercice de la morale effective. Un signe confirmatif fut la réponse presque générale. « — Eh bien ! écoutez, mes sévères compagnes, continua mon indulgente pensionnaire, écoutez une petite anecdote italienne : rien n'éclaire le jugement comme les comparaisons, et celle que vous pourrez faire, après m'avoir entendue, ne sera pas, je l'espère, au désavantage de nos jeunes compatriotes.

« Zerbina soupirait toujours ; elle était rêveuse, inquiète ; son ame s'élançait vers un bonheur vague qu'elle ignorait... En un mot,

Zerbina avait seize ans. Fille d'un vieux militaire Vénitien retiré du service avec de nombreuses blessures, une petite pension et peu d'argent comptant, elle recevait les hommages de tous les jeunes Véronnais. Mais, dans ce siècle essentiellement calculateur, les hommages empressés ne présagent plus l'établissement des demoiselles, quand elles ne peuvent entourer leurs adorateurs de lacs dorés. Sans doute la beauté a des liens que les jeunes gens subissent volontiers; mais l'esclavage qu'on s'impose librement est facile à rompre, et la chaîne une fois jetée, on porte ailleurs ses vœux et sa liberté. Zerbina connaissait déjà cette tactique des amans; elle s'en défiait comme par instinct. La foule soupirante qui tourbillonnait à ses côtés n'eut point à proclamer sa faiblesse.... La jeune Italienne éloignait d'elle ses volages compatriotes, comme ces papillons que l'on chasse à regret, en admirant leurs brillantes couleurs; et, rendue à ses réflexions solitaires, elle disait: « C'est bien dommage ! » Cependant l'honnête officier songeait à marier sa fille ; habitant avec elle une petite maison de campagne qu'il possédait à deux lieues de Véronne, il tâchait de recommander les charmes de Zerbina à la vieille galanterie d'un seigneur, inscrit au livre d'or de Venise, et garçon encore à cinquante ans. Son château touchait à la modeste retraite du brave émérite; il y eut souvent échange de visites entre les voisins; quelquefois le sénateur donnait au vétéran des dîners somptueux, que ce dernier pouvait, bien entendu, se dispenser de lui rendre. Le noble républicain était goutteux; mais sa goutte remontait sensiblement; un asthme l'oppressait une bonne partie de l'année; mais on devait présumer qu'il serait délivré, avant deux ans, de l'existence pénible à laquelle cette infirmité le réduisait. Or, quoique fort jeune, Zerbina savait à merveille déduire une conséquence d'un principe: il était évident pour elle que son mariage avec ce vieillard ne serait que le prélude désagréable d'un veuvage qui lui promettait l'opulence et le plaisir.

« L'avisée Véronnaise, assise un jour au fond du petit parc situé près de la maison de son père, pensait mûrement à tout cela : elle venait de s'arrêter au parti d'accepter la main du dignitaire inscrit au livre d'or, lorsque, levant les yeux, elle aperçut devant elle un homme d'une haute stature, appuyé contre un arbre, et qui fixait sur elle des yeux noirs pleins de feu. Il était magnifiquement, mais singulièrement vêtu ; des armes de diverses espèces rendaient son aspect redoutable : à tout prendre, il pouvait autoriser plus de crainte que d'admiration.

« Zerbina à d'autres qualités réunissait celle d'être courageuse ; il est vrai qu'un bel homme n'inspira jamais une véritable frayeur à une jeune Italienne. Non seulement celle-ci vit l'inconnu sans trouble, mais elle ne recula pas d'un centimètre lorsqu'il vint se placer sur le banc de gazon où elle était assise. Si les traits de l'étranger avaient de la rudesse, sa voix ne manquait pas de douceur. Zerbina écouta tout ce qu'il lui dit de sa passion pour la chasse, du hasard qui le conduisait dans le parc, du plaisir qu'il éprouvait en y rencontrant une si jolie personne....

« Le hasard conduisit fréquemment le beau chasseur au même lieu; Zerbina y était, plus souvent que de coutume, ramenée par sa rêverie. Néanmoins, ces entrevues s'écoulaient en complimens débités avec chaleur, écoutés avec espoir, et cet espoir fut trompé. Un embarras, une sorte de réticence semblaient enchaîner la langue du chasseur. Zerbina se dit plusieurs fois : «C'est bien dommage !» elle finit par ne plus reparaître au bosquet, et suivit à l'autel le sénateur vénitien.

« Laissons danser les nombreux convives réunis aux noces du couple mal assorti que l'hymen vient d'enchaîner, et suivons les nouveaux époux dans cette allée solitaire, où ils égarent leur élégance, à la demande de la mariée, qui veut respirer un peu le frais. Le soleil arrive au terme de sa course : le bois est déjà sombre; une brise rafraîchissante remplace les feux d'une ardente journée.... Tout à coup deux hommes s'élancent d'un bosquet, saisissent les mariés, et les emmènent aux deux extrémités de l'allée, avant qu'ils aient pu songer à opposer aux ravisseurs, même la faible résistance d'un cri....

« L'absence des deux époux fût trop courte pour être remarquée de la compagnie : ils rentrèrent dans la maison une demi-heure après leur enlèvement. Mais en quel état, grands dieux ! revint le sénateur....: privé de ses bijoux, de ses magnifiques habits, et, le dirai-je, réduit, sauf le vêtement nécessaire, à la fine batiste qui le couvrait immédiatement.... Que de témoignages de regret, que d'expressions tardives de dévouement excita la mésaventure du patrice vénitien ! et, chose inimaginable ! Zerbina reparaissait brillante de tous ses atours... On se perdit en conjonctures....

« Ceux qui ont été initiés depuis au mystère de cet événement, ont rapporté que les ravisseurs du parc étaient le beau chasseur et un homme à lui; que tous deux appartenaient à une troupe de brigands, commandée par le premier; que son lieutenant avait dépouillé sans pitié notre pauvre sénateur; mais que le capitaine, plus amoureux qu'intéressé, avait respecté la parure conjugale de Zerbina.... Diamans, perles, dentelles, tout se retrouva.... tout, *excepté la couronne de fleurs d'oranger.* Voilà, certes, un voleur bien discret.

« Vous voyez, mes sévères compagnes, poursuivit la narratrice, que le laisser-aller des demoiselles françaises est loin de celui-là; car il a été prouvé, par les aventures ultérieures de Zerbina, qu'elle était d'accord avec le beau voleur italien, pour lui donner sa couronne de fleurs d'oranger, ou plutôt le trésor dont elle était l'emblème. En effet, après avoir habité cinq à six mois le magnifique château du sénateur, la fille du vétéran disparut pendant une belle nuit d'été. Entre onze heures et minuit, les domestiques l'avaient vue se promener sur une terrasse, au pied de laquelle coulait l'Adige. Il leur avait paru singulier que leur maîtresse, pour respirer les émanations embaumées que secouait en ce lieu un double rang d'orangers, se fût munie d'une grosse cassette, qui devait rendre sa promenade laborieuse.... Tout à coup, une tête, puis un corps enveloppé d'un vaste manteau, couronnèrent le mur fermant la terrasse du côté du fleuve.... Bientôt un grand homme s'avança rapidement vers Zerbina ; les valets observateurs virent disparaître sa robe blanche sous la brune draperie de l'inconnu, qui l'emporta sans qu'elle lui opposât la moindre résistance. Le groupe fugitif descendit le mur que l'aventurier seul avait monté, et, peu d'instans après, on entendit un grand nombre de rames fendre les flots de l'Adige... Les domestiques du sénateur s'écrièrent alors : «On enlève la signora» ; ils avaient trouvé plaisant de ne pas le dire plus tôt.

« Au point du jour, le seigneur vénitien fit parcourir les deux rives de l'Adige par tous les sbires du pays.... On ne découvrit aucune trace des fugitifs.... L'opulent vieillard regrettait peu, disait-il, soixante mille ducats.

que l'infidèle emportait; il regrettait moins encore pour une somme double de pierreries, dont elle avait eu soin de se munir. Mais Zerbina était enceinte : son vieux mari ne put se consoler d'avoir perdu un futur dignitaire du livre d'or, un fils désiré dont il se croyait candidement le père.... Il mourut d'une goutte remontée.

« Peu de temps après, le vieux militaire, blanchi sous les lauriers et sous les livrées d'une misère honorable, se fit sauter la cervelle, en apprenant que sa fille avait pris la fuite avec un brigand.

« Vous conviendrez, mesdames, dit la conteuse en appuyant sur les mots, vous conviendrez qu'une conduite semblable ne passa jamais par la tête de nos jeunes françaises.... à moins que ce ne soit dans les compositions de ceux de nos romanciers, qui, pour satisfaire les gros appétits ultra-romantiques, font du terrible, où la vérité devient ce qu'elle peut. »

SUITE DES SCÈNES D'INTÉRIEUR.

—

La Maîtresse du Libraire Éditeur.

—

J'avais dans ma maison, l'an dernier, la maîtresse d'une des notabilités évanouies de la librairie parisienne. Cette belle, naguère entretenue magnifiquement, s'était vue contrainte, après la déconfiture de son amant, de quitter le quasi-hôtel qu'elle occupait, et dont le mobilier, acheté à crédit, venait de retourner assez naturellement au vendeur, qu'on avait oublié de payer.

Avant de passer outre, je proteste contre toute application de cette anecdote à tel ou tel libraire ; on compte à Paris environ cinq cents industriels de cette profession, et je suis bien sûre qu'il n'en est pas cinquante parmi qui ne prétendent pas appartenir à la haute librairie... Dans ce commerce d'élite, ce sont les grandes prétentions qui décernent le rang : or, vous concevez que mon histoire pourrait-être applicable à quatre cent-cinquante personnes au moins.

Après une prospérité prodigue de déjeuners donnés aux auteurs qui *se vendent bien*, aux journalistes influens; après une ample effusion de dédains sur les écrivains sans tilbury; après l'exhibition, passablement prolongée, d'une robe de chambre à fleurs d'or, d'un bonnet grec richement brodé, d'une paire de pantoufles exécutées d'après les fameuses mules nuptiales du roi Léopold ; enfin, après avoir roulé toute espèce de voiture, depuis l'humble cabriolet jusqu'à l'équipage de chasse, modelé sur celui de lord Seymour, le libraire dandy déposa au greffe du Tribunal de commerce un billan doré sur tranche, et tracé par une superbe main anglaise.... Mon négociant avait surtout la manie d'*anglaiser* tout ce qu'il faisait.

Au milieu de toutes ces grandeurs, la catastrophe commerciale que je viens de signaler était une conséquence inévitable; car mon libraire vaniteux, avec de fort belles phrases, n'avait jamais accompli que de médiocres affaires.... Dans le temps que son moulin faisait tant de bruit, il n'en tirait qu'une maigre mouture.

Toutefois, il lui restait la consolation de n'avoir pas, en déposant, dérogé aux élégantes habitudes de sa vie.... Il lui restait aussi le doux souvenir d'une conversation familière avec Janin, en plein café de Paris, ma foi; la satisfaction de s'être fait l'Amphytrion de Balzac chez Véry; de s'être montré au bois dans une calèche à lui, près de Victor Hugo, et d'avoir donné la main à la duchesse d'Abrantès pour remonter dans son remise.... Du reste, il était bien assuré de n'avoir pas à se reprocher la moindre politesse envers les pauvres petits hommes de mérite, dont les ouvrages ont le sens-commun.... En un mot, l'amant de ma pensionnaire se présentait fort de tous ses précédens au tribunal sévère de ses créanciers; s'ils l'accueillaient mal, c'est qu'ils n'étaient pas hommes de goût.

Je ne sais pas au juste ce qu'il en fut; mais la beauté délaissée m'arriva, portant, comme Bias, tout son avoir sur elle, y compris douze ou quinze napoléons qui lui restaient de toutes ses prospérités, et, moins heureusement, une grossesse de sept mois. Ma nouvelle pensionnaire conservait aussi de belles espérances: c'est le dernier bien que perdent les gens ruinés, et celui-là peut aider à ressaisir les autres... « Mon ami, me disait-elle quelquefois, doit se relever infailliblement: un homme qui manque de huit cent mille livres ne s'abandonne pas à l'adversité comme un misérable marchand de peaux de lapins..... une notabilité commerciale rebondit du fossé où elle a culbuté...

Mais j'espère qu'à l'avenir, il m'écoutera mieux qu'il n'a fait précédemment.... Ah! chère dame, poursuivit ma cliente en soupirant, le beau livre qu'il y aurait à faire sur les écarts de l'industrie! Que de fautes commises dans ce cercle d'activité, où tant de concurrens se meuvent, s'agitent, se tourmentent pour enfler les voiles attachées à la nef de leur fortune! Que de folles tentatives, d'essais imprudens, de probabilités décevantes guident l'intérêt privé dans les routes nouvelles qu'il cherche à s'ouvrir! Quelquefois, mon ami me demandait des conseils, subissait même ma critique; mais ensuite il faisait à sa tête. Un jour il vint chez moi, l'esprit gros de projets:

« Vous connaissez la vogue des livres à bon marché, me dit-il vivement; vous savez quelle consommation notre *John Bull* fait maintenant des éditions *populaires*, *économiques*, *encyclopédiques*, *pittoresques*, etc.; eh bien! je veux me livrer à ce genre d'entreprise, avec quelques modifications toutefois. Point d'opposition, point de déclamations libérales dans mes publications : loin d'exciter les passions, je les calme, je les modifie, du moins, et leur donne une direction légitime.... Hein, qu'en pensez-vous?

— Votre but moral est excellent.

— Mais le but commercial?

— Pitoyable, Bien-aimé, pitoyable... c'est l'exaltation qui dévore journellement des milliers de livres; calmez-la, et vous devrez envoyer demain tous vos imprimés au pilon, et fondre tous vos caractères d'imprimerie en gouttières.

—Modifions donc encore mon projet... car je veux absolument faire *du pittoresque* plus original que mes confrères... Ah! publions *l'amour pittoresque* : ce sera un recueil à la portée de toutes les intelligences, et imprimé par livraisons...

— Nous avons déjà *Faublas* à cinquante centimes, et je crois qu'il est difficile de faire plus pittoresque que cela.

— C'est vrai... Passons au projet numéro 2. Si je faisais du monarchisme légitime, du trône et de l'autel pour l'usage du faubourg Saint-Germain.

—Cinquante centimes par semaine, ce serait trop cher : la fidélite marchande maintenant avec les enfans de saint Louis...

— Que diable imprimer alors ? car il faut que je me répande en livraisons hebdomadaires. Hé parbleu! m'y voici... l'ultramontanisme reprend faveur : Monsieur de Paris rentre tout doucement en grâce à la cour ; je fais une belle édition de la Bible, avec vignettes de Tony Johannot...

— Trop volumineux, mon ami : la piété, par le temps qui court, se blase comme le romantisme... il faut qu'une édition ascétique ne tienne pas plus de place dans une bibliothèque que les œuvres d'un grand seigneur académicien. Passez au plan numéro 3.

— Je le tiens déjà, et, pour celui-là, je gage qu'il aura votre approbation.

— J'écoute.

— Je loue un magnifique magasin ; j'en fais dorer les corniches ; j'érige au milieu une superbe colonne de sapin marbré, et je fais inscrire dessus, en lettres d'or, les noms de tous les auteurs dont je publierai les ouvrages. On y lira surtout ceux des écrivains assez heureusement inspirés pour faire les *mémoires authentiques* de gens qui n'en ont jamais laissés, ou pour écrire des romans, au dix-neuvième siècle, en style du quatorzième..... Voyez-vous ma colonne ?..... La vanité me donnera ses manuscrits pour rien.

— Connu, mon ami, et qui pis est usé.....

— Laissez-moi donc exposer mon projet jusqu'au bout. Vous concevez qu'en décernant cette immortalité anticipée, je traiterai mes élus d'autant plus favorablement qu'ils m'auront fait gagner plus d'argent : par exemple, j'accorde une inscription pure et simple pour une édition ; à la seconde édition, je surmonte le nom d'une couronne de lauriers; la troisième réimpression obtient des palmes; à la quatrième édition, je risque le buste en plâtre; à la cinquième, je le coule en bronze ; à la sixième...

— Vous êtes coulé vous-même....

— Ah ! je vois, mon édifice manque de base, et j'ai sous la main ce qu'il faut pour le consolider. J'associe un capitaliste à mes opérations; je forme ma maison d'homme du monde; j'abandonne les détails commerciaux à mes commis, et je soigne *ma réputation*......

— Votre réputation ?

— Oui, la célébrité européenne qu'un libraire doit avoir.... Je la poursuis en poste; je me donne de l'*incognito* en monarque voyageur; on parle de moi dans les feuilles départementales; les habitués de café suivent mon itinéraire comme celui d'un ambassadeur persan, ou d'un prince iroquois. Une fois célèbre, je deviens dédaigneux avec le mérite obscur; et, traitant d'égal à égal avec les hommes qui *ont un nom*, j'achète à beaux deniers comptans leurs ouvrages....

— Qu'ils auront fait composer par des mercenaires, dont ils ne seront que les prête-noms... Vous vous ruinez infailliblement, mais vous vous ruinez en grand.

«Tout cela, mon cher ami, n'est plus inédit...

C'est du savoir-faire Lady *** réchauffé, vous savez ce que cela devient à l'usé.

— Que faut-il donc entreprendre?

— Editer avec prudence les ouvrages q vous aurez lus....

— Lire!.... un libraire! y pensez-vous? d'ailleurs, que fait le mérite d'un livre succès d'une édition? dans la librairie vogue, on considère le nom de l'auteur; po le surplus, c'est du noir et du blanc, et l'o peut imprimer *Dupont*, *mon ami*, ou *j'ai bon tabac dans ma tabatière....*

— Je ne suis pas de votre avis.... Je vous répète, lisez.

« La méthode sera nouvelle, j'en convien mais je suis persuadée qu'elle vous réussira. Croyez-moi, donnez cet exemple au mon littéraire; qui sait? tous les libraires finiro peut-être par vous imiter, et ce ne sera pas phénomène le moins remarquable du siècle.

« Je fus quelques jours sans revoir mon am continua ma pensionnaire; je craignais qu exalté comme je l'avais vu, il ne se livrât quelque spéculation imprudente, et qu'il n'éprouvât des pertes majeures. Heureusement il n'en était rien; mais quand il revint chez moi, l'éditeur aux idées aventureuses, il m'avoua qu'il allait prendre le parti de suivre le dernier conseil que je lui avais donné: je soupçonnai qu'il venait de subir une déconvenue quelconque.

«Vous me voyez bien décidé à lire, me dit-il; l'expérience est venue depuis trois jours appuyer vos conseils; voici le fait. Un homme à grande réputation, qui sans doute eut à se plaindre d'un de mes confrères, quand il n'avait (l'homme à grande réputation) que du talent et de l'activité, lui apporte avant-hier un manuscrit dont il indique le titre.

— Imprimez ceci, lui dit-il, c'est parfait....

—Vous en êtes l'auteur?

— Je viens de le terminer.

—Cela suffit.... Et posant respectueusement le cahier sur son bureau, mon collègue appelle son groom, monte en tilbury; le voilà parti. Le soir même, Devéria dessinait un charmant portrait de l'auteur et des vignettes ravissantes ; Montgolfier recevait la commande de 1,500 rames de vélin ; le fondeur Didot choisissait un *Cicéro* d'un bel œil ; les compositeurs de Rignoux préparaient leurs doigts agiles ; les presses étaient graissées : il fallait enlever 6,000 exemplaires du chef-dœuvre en quinze jours. Les corrections devaient être grassement payées ; le prix des étoffes était doublé ; il ne restait à déterminer que la justification.... On ouvre le manuscrit.... C'était un cahier de papier blanc !!!

— Mon cher maître, dis-je en riant au narrateur, voulez-vous que je vous nomme celui de vos confrères à qui cette mystification est advenue ?...

— Vous ne le connaissez pas.

— Oh ! que si.... ce confrère, c'est vous-même....

— Ma foi, oui.

— Je suis bien sûre que vous lirez désormais les ouvrages qu'on vous présentera....

— Et je les jugerai....

—Un opinion en littérature! c'est trop pour un libraire; l'instinct commercial suffit.

L'éditeur ne tint pas compte de ce dernier avis; il voulut s'ériger en critique littéraire; manqua, par système, de fort bonnes opérations; fit, comme nous l'avons dit, beaucoup de bruit, peu de profits, d'énormes dépenses, une banqueroute élégante; et sa pauvre maîtresse, après avoir envoyé son enfant aux Orphelins, dut se faire plieuse à trente sous par jour... Mais elle répète souvent: il reviendra sur l'eau: un négociant qui manque de 800,000 francs, ne se brise pas au vent de la destinée; il plie et se relève.

SCENES DE VILLE.

Philosophie d'une Grisette.

Je parie que vous vous représentez constamment la philosophie sous les traits d'un beau vieillard en robe de lin, en manteau de pourpre, avec une barbe blanche, un air méditatif; ou bien si, ne faisant pas remonter vos souvenirs jusqu'aux Socrate, aux Cratès, aux Pythagore, aux Zénon, vous exhumez seulement les penseurs du 18e siècle, ils vous apparaissent en habit noir à brandebourgs, en perruque à la conseillère, et porteurs d'un jonc à pomme d'or; jonc qui, par parenthèse, ne devait pas paraître plus philosophique en 1766, sous la main de Diderot, que ne paraît la canne merveille, la canne phénomène de M. de Balzac, exhibée, en l'an de grâce 1835, au balcon des Bouffes... Enfin quelque forme, antique ou moderne, que votre imagination prête à un être pénétré ou frotté de philosophie, je me fais caution qu'elle ne se le figure point habillé en toile de Jouy, coiffé du petit bonnet de mousseline, chaussé du bas de coton, maintenu bien blanc par un soin d'autant plus scrupuleux à relever la robe, que cette précaution découvre une jambe moulée. Eh bien vous avez tort : j'ai vu, moi, la plus jolie philosophe du monde ainsi habillée, et faisant tournoyer délicatement entre ses doigts effilés une rose artificielle, à l'établi de Denevers.

Philosophe, elle l'était sur mon ame, la gentille grisette : je vous le prouverai bientôt. Oui, dans l'école des fleuristes, un peu différente de celle de Platon, on professe un amour ardent, un amour effectif de l'humanité; la charité y est exercée avec une grande ferveur, et si les bienfaits d'une secte si accorte ne restaient pas cachés sous le voile du mystère, les registres de la maternité et de l'hospice des orphelins attesteraient l'inépuisable bienfaisance des ouvrières en fleurs du quartier Saint-Denis.

Au début de mon établissement, il me vint, rue de l'Odéon, deux de ces complaisantes industrielles. Toutes deux avaient eu en même temps une double aubaine : six mois d'entretien opulent et une grossesse, qui venait se dénouer chez moi. Mes pensionnaires, sans avoir trop attenté au petit trésor d'une centaine de louis que chacune avait économisé, sortirent de ma maison après un séjour de six semaines; l'une et l'autre firent élever leur enfant. Agathe avait une petite fille; Zaïde était accouchée d'un garçon. Je les perdis de vue.

L'an dernier, c'est-à-dire après un espace d'environ huit ans, je retrouvai Zaïde dans une loge de l'Opéra-Comique. Elle me reconnut la première, et m'adressa la parole avec cordialité. Je ne revoyais plus la grisette de 1825; sa toilette était élégante; des diamans scintillaient à ses doigts; un magnifique cachemire semblait tomber par hasard de ses épaules pour laisser apercevoir, à travers une guimpe de tulle, une gorge parfaitement conservée. Je l'interrogeai, avec le ton de l'intérêt et de la réserve, sur sa situation ainsi que sur celle de son amie Agathe.

J'en aurais trop long à vous dire, me répondit-elle en riant, et la musique *du Pré aux Clercs* est trop jolie pour ne pas l'écouter avec attention. Faites-moi le plaisir d'accepter, demain, une tasse de chocolat chez moi; nous causerons; mais je vous préviens que je suis matineuse: je vous attendrai à onze heures. Voici mon adresse.» A ces mots, mon ancienne cliente me remit une carte porcelaine; et nous nous occupâmes du spectacle.

Mon ex-pensionnaire demeurait rue du Faubourg-Saint-Honoré; sa maison était un hôtel.

«Madame d'Alvimare? dis-je au concierge.

c'était le nom que j'avais lu sur la carte porcelaine.

— Au fond de la cour.

— Quel étage ?

— Tous les étages ; on n'a pas de locataires dans l'hôtel de madame...

—Oh! oh! me dis-je en traversant la cour, que de vent dans les voiles de ma petite fleuriste de 1825... »

On m'introduisit dans un boudoir du rez-de-chaussée, ouvrant sur le plus joli jardin anglais. Zaïde vint au-devant de moi, m'embrassa, et me montrant un parterre délicieusement diapré, elle me dit en riant : Vous le voyez, je n'ai pas oublié mes premiers goûts ; mais je laisse maintenant à la nature le soin de créer des fleurs ; elle s'y entend mieux que moi. Nous déjeunâmes tête-à-tête ; puis vint la confidence dont j'étais, comme vous le pensez bien, extrêmement avide.

—J'aurai peu de chose à vous raconter de moi, dit madame d'Alvimare. La fortune a jeté tous ses dons à mes pieds dans une seule matinée.

« Avec mes deux mille deux cents francs, j'achetai un petit fonds de mercerie rue de Grenelle-Saint-Honoré, et je fis assez bien mes affaires, parce que j'avais de l'activité et de l'économie. Mais cet esprit d'ordre ne s'étendait pas jusqu'à ma santé... le plaisir a tant d'attraits! au bout de deux mois, je fus frappée de paralysie dans toute la partie gauche du corps. Les médecins me prescrivirent les eaux de Bagnères ; je confiai mon établissement à une amie sûre et je partis.

« Parfaitement guérie au bout de deux mois, j'allais quitter Bagnères lorsque le général d'Alvimare, qui logeait dans le même hôtel que moi, et dont l'attention s'était quelque fois fixée sur mes traits chiffonnés, vint à tomber sérieusement malade. Un jour il me fit prier par son valet de chambre d'avoir la bonté de passer dans son appartement ; la proposition me parut assez crue... J'hésitais.

« — Mademoiselle, me dit l'envoyé, le général est alité et bien souffrant... » J'eus alors l'idée d'un service à rendre à mon voisin ; je sor-

vis son domestique. Je trouvai en effet M. d'Alvimare couché ; il me fit signe de m'asseoir, et par un geste expressif, prescrivit à mon conducteur de nous laisser.

— Ma chère demoiselle, me dit le général quand nous fûmes seuls, je me trouve mal soigné dans cette auberge, où la maladie ne touche personne, parce que c'est l'état habituel de ceux qui s'y logent. Ayez pitié d'un vieux soldat ; soyez sa garde-malade.... vous êtes si bonne ! j'ai deviné cela ; vos scrupules n'iront pas jusqu'à refuser le moins offensif des vieillards. . . . .

— Non, sans doute, général.

— Ecoutez maintenant le surplus de ma proposition. Je n'ai pas d'héritiers : le point de départ de ma fortune fut la maison des orphelins, et j'ai cinquante mille livres de rentes.... Voulez-vous être ma femme et ma légataire universelle?.. vous le voyez, notre ménage, ne sera pas long ; tant mieux pour vous : les charges du contrat seront plus faciles à remplir.... qui sait, elles se borneront peut-être à me faire enterrer avec honneur.... Acceptez-vous?

— Mais, général, comment puis-je avoir mérité?... vous ne me connaissez pas.....

— C'est pour cela précisément que je veux vous épouser sur-le-champ : les connaissances approfondies coûtent presque toujours cher aux illusions. »

« Enfin, que vous dirai-je? poursuivit Zaïde : le notaire fut appelé immédiatement; le général d'Alvimare, par un même contrat, me donna son nom, tous ses biens, et mourut le surlendemain en me donnant un baiser sur le front : c'était le premier... Jamais émotion ne me coûta aussi cher. Voilà, ma chère dame, comment je me trouve propriétaire de cet hôtel et de deux belles terres, l'une en Bourgogne, l'autre en Normandie : la fortune improvise en quelques minutes de ces destinées, que l'on parvient rarement à tisser en y travaillant toute sa vie.

« Parlons d'Agathe, poursuivit la narratrice : je la rencontrai, il y a six mois environ, traversant, d'un pas précipité, le jardin des Tuileries où je me promenais : c'est moi qui l'abordai.

« N'as-tu rien à dire à ton amie? m'écriai-je en l'embrassant. — Si fait, Zaïde, car je t'aime toujours... mais je te voyais si belle... Tu as un protecteur? — Non, chère enfant. J'ai, ce qui vaut mieux, de la fortune qui n'a rien coûté à ma délicatesse... mais toi? — Moi! plus philosophe que jamais... Dis-moi des nouvelles de ton fils. — Je le fais élever auprès de moi. Et ta fille? — Je l'ai mise dans une pension du gouvernement, répondit Agathe avec un sourire... elle est mieux que chez moi, vois-tu : la philosophie a des hauts et des bas, et puis des idées hardies dont l'éducation d'une jeune fille s'arrangerait mal... Un jour il me vint un gentil accident de destinée : J'avais fait la connaissance, en voyant jouer la grande cascade de Saint-Cloud, d'un jeune comte russe. Il était fort riche, et bien mieux que cela, il me plaisait. Ce seigneur me proposa de le suivre en Italie : je ne connaissais ce beau pays que par les lettres de M. Dupaty ; j'acceptai. Il ne faut pas faire voyager trop tôt la jeunesse : cela nuit à son instruction. Ma fille n'avait que cinq ans ; je résolus de la laisser à Paris. Le jour de mon départ je la fais habiller proprement, je lui mets un gâteau dans une main, je la prends par l'autre, et je la conduis rue Saint-Antoine, à la porte d'une grande maison.

— Aux Orphelins !.. comment ! tu as osé !..

— Tais-toi donc, tu n'entends rien à la philosophie... Je donnai à la petite les instructions nécessaires, je lui recommandai d'être bien sage, je l'embrassai par deux fois, et je lui dis : Va, Lucile, la seconde porte à gauche... L'enfant me répondit, à ce soir, maman, tu viendras me prendre de bonne heure, n'est-ce pas ?... puis elle se mit à courir vers la seconde porte à gauche... je ne l'ai pas revue depuis... je suis philosophe, moi...

— Tu l'es trop aussi, ma chère Agathe, dis-je en m'essuyant les yeux.

— Au bout de six mois, reprit la fleuriste, j'étais bien lasse de voyager, bien plus lasse du comte russe... cet homme était d'une fidélité assommante... Il m'avait donné des bijoux, je les vendis à Venise pour revenir en France, et je fis une fugue du palais où nous étions logés... Je me rappelais délicieusement, depuis quelque temps, un jeune ouvrier ébéniste, avec lequel j'avais joué le Vaudeville *à Chantereine*... j'accourus le retrouver... Le meuble n'allait pas; les fleurs n'allaient guères... tous mes effets y passèrent... l'ébéniste me quitta...

« Maintenant, je ne risque pas de me heurter aux meubles de ma chambre; mais j'économise sur mes journées pour payer mon terme... le propriétaire de la maison n'a pas le moindre grain de philosophie... Moi je suis toujours la même; je me coiffe devant un fer à repasser, et je couche sur une serviette, attachée à ma paillasse avec quatre épingles.

—Hélas! bonne Agathe, tu es bien pauvre...

— Tu te moques, vois comme je suis fraîche; j'aime, je suis aimée à ma fantaisie... » Agathe acheva sa phrase à mon oreille; puis elle ajouta tout haut : « Il ne me manque rien.

— Allons, allons, répliquai-je vivement,

laisse-là ta philosophie, deviens raisonnable, et accepte le partage de mon heureuse existence... viens demeurer avec moi...

— Merci, Zaïde, repartit la fleuriste en hochant la tête : tu es riche ; je n'ai rien : malgré toutes tes bontés, ton partage serait la domination, mon lot la dépendance... cela ne peut s'arranger... Adieu... voilà midi qui sonne... on me diminuera la demi-journée chez Deneyers... le fabricant de la rue Saint-Denis n'est point philosophe du tout.

« Deux mois après, j'appris qu'un honnête quincaillier de la rue Saint-Denis l'avait demandée en mariage. Il voulait une femme jeune encore, alerte, engageante, pour tenir son magasin ; mon ancienne camarade était tout cela, et même beaucoup plus, ainsi que vous pouvez en juger... Elle le lui donna à entendre assez clairement ; il ne fit qu'en rire : cet homme paraissait doué d'une philosophie non moins robuste que celle de notre fleuriste... Mais Agathe n'accepta pas la main du boutiquier peu scrupuleux : « Quand on n'a pas su server son honneur, disait-elle à l'une de ses compagnes qui la blâmait, il faut au moins savoir ménager celui des autres. Ne vois-tu pas que ce gros garçon fait en ce moment l'article le plus pressé, parce que son comptoir est vide. Mais dans quelques semaines, les reproches viendront.

— Eh! non, puisque tu l'as prévenu que...

— Sans doute, comme dit le refrain du mariage de raison :

Sur l'passé n'faut pas r'venir :
On n'pouvait pas le garantir ;
C'est déjà bien assez, ma chère,
De répondre de l'avenir.

Et précisément je n'en puis pas répondre.... je ne me marierai pas. »

« Bientôt la pauvre Agathe fut atteinte d'une maladie aigüe. « Conduis-moi à l'Hôtel-Dieu, dit-elle à sa camarade.

— Mais, répondit celle-ci, pourquoi ne pas écrire à Zaïde, qui t'a offert ses services de si bon cœur ?

— Je n'accepte jamais ce que je ne puis rendre : c'est un principe auquel je tiens beaucoup; et comment reconnaîtrais-je les bienfaits de Zaïde? en soumission? je serais dupe; conduis-moi à l'Hôtel-Dieu. »

« Elle en sortit au bout de trois semaines; mais elle se trouvait si faible, dans sa convalescence, qu'elle ne pouvait travailler. Son amie lui reparla de moi.

« Eh bien! soit, mène-moi chez Zaïde. »

« A ces mots, elle prit le bras de cette même compagne, et toutes deux s'acheminèrent vers le faubourg Saint-Honoré. Elles étaient arrivées à la hauteur de la rue des Champs-Elysées, lorsque Agathe s'arrêta tout à coup. « Ah! j'allais oublier une commission qu'on m'a donnée à l'Hôtel-Dieu, dit-elle en souriant... Ici près, à l'autre bout de la rue; attends-moi, Suzette... » Puis elle se dirigea lentement vers la place Louis XV.

« Lasse d'attendre, Suzette prit la direction qu'avait suivie sa compagne... Sans y penser, elle s'avança jusqu'à l'entrée du pont... c'est là qu'elle retrouva Agathe... on venait de la retirer de la Seine... elle s'était philosophiquement noyée.

ASSISTANCE XXII.

Un Mystère.

Un matin de l'été dernier, mon portier me remit un paquet sous enveloppe, très parfumé et d'un papier soyeux; je l'ouvris dès que je fus seule...Quelle fut ma surprise en y trouvant deux billets de 1,000 francs renfermés dans une petite feuille de *Weynin*, sur laquelle était écrit ce peu de mots... : « On viendra, sous « huitaine au plus tard, prendre en voiture

« madame Alexandrine Jullemier; elle se lais-
« sera conduire sans la moindre observation :
« elle n'aura rien à craindre... Jusqu'à ce mo-
« ment, elle taira, avec le plus grand soin, le
« contenu de ce billet... L'instant de son dé-
« part arrivé, elle n'en préviendra point les
« personnes qui l'entourent. »

Point de signature, point de date.

« Voilà qui est bien singulier, me dis-je en cherchant, mais en vain, d'où pouvait me venir cette mystérieuse dépêche... Allons, n'importe, ajoutai-je, en glissant les 2,000 francs dans le tiroir de mon bureau : la fortune est bizarre; mais rendons grâce à ses arrêts, puisqu'ils me favorisent aujourd'hui... Une bonne aubaine réalisée en argent, puis une aventure curieuse en perspective... c'est assurément un double avantage...... attendons... Ah! j'y pense, poursuivis-je toujours à part moi, on m'ajourne à huitaine, et c'est précisément d'aujourd'hui en huit que je dois traiter ici quelques amis... Si la secrète réquisition allait m'advenir en telle circonstance...

Prévenons ce conflit étrange de devoirs et de plaisirs : rien de plus simple, je vais avancer mon dîner de quatre jours. »

Sur l'heure, je me pris à faire mes invitations, et je les fis d'autant plus largement qu'une rentrée, on ne peut plus inattendue, me permettait de donner, sur le velours, une certaine extension au nombre de mes convives.

Engagez vos amis ou vos connaissances à une pompe funèbre, à un service du bout de l'an, vous pourrez compter, au plus bas mot, la moitié des invités qui auront des rhumes, des douleurs ou des irritations nerveuses. Par contre, faites-vous l'Amphytrion d'une fête de table, non seulement il ne vous manquera personne, mais il se trouvera toujours deux ou trois de vos convives auxquels il sera survenu une cousine, une sœur, une nièce, un frère en congé de semestre, un fils étudiant, venu en vacances : tous personnages qu'on *prendra la liberté* de vous amener, pour n'être pas privé de l'honneur de répondre à votre invitation. Voilà précisément ce qui m'arriva le jour de mon dîner d'apparat : les survenans avaient pullulé chez mes invités ; ils me présentèrent quatre dîneurs supplémentaires... Je répondis, en riant, qu'ils étaient les bien venus, et je fis mettre des alonges à ma table.

Si l'on se montre, en pareille occurrence, extrêmement empressé de répondre aux invitations, on est rarement ponctuel quant à l'heure : il y a des dîneurs, et surtout des dames, prêtresses fervantes de la mode, qui se donnent le quart-d'heure académique d'une heure et demie. Mon chef se désespéra longtemps ce soir-là, prétendant qu'on mangerait tout détestable, et soutenant *mordious* :

Qu'un dîner réchauffé ne valut jamais rien.

Enfin tout le monde était arrivé ; chacun avait reconnu son étiquette ; on se félicitait où l'on se dépitait de son voisinage... Mais un regard généralement satisfait, un œil où brillait une larme de concupiscence se reposait sur la belle ordonnance de mon premier service ; et les gourmets voyaient avec une douce émotion s'élever, devant leur couvert, les trois verres annonçant la variété de vins qu'ils affectionnaient... J'avoue que j'étais heureuse moi-même d'être enfin arrivée au terme d'un jeûne absolu que m'avaient imposé les embarras de la journée... Sans figure, je mourais d'inanition.

Avez-vous vu quelquefois, au bord d'une rivière, le pêcheur à la ligne dont le sort a trompé, deux heures durant, l'inimaginable longanimité, et qui, au moment de saisir une jolie carpe pendue à son hameçon, la voit retomber dans l'eau ; ou bien vous est-il arrivé, après une nuit passée au bal, de vous jeter en toute hâte dans votre lit, avide de sommeil, et d'en être subitement tiré par un malencontreux ami, qui vient vous prier d'être témoin d'un duel ?... Et bien, l'une ou l'autre de ces situations perplexes ne peut-être comparée au malaise indicible que j'éprouvai lorsque, au moment où je portais la première cuillerée de potage à ma bouche, mon domestique vint me dire :

« Madame, il y a là un monsieur qui vous prie de vous rappeler le billet que vous avez reçu il y a quatre jours... Il vous attend...

— Le billet... ah! mon Dieu !... il est des fatalités... Dites que j'y vais...» Et mon bras, énervé, laissa retomber ma cuiller et son contenu sur mon assiette... Je me saisis toutefois d'un petit pain, et je m'esquivai au cliquetis de vaisselle que produit le début d'un dîner... L'effet qui résulta de mon éclipse étrange, je vous le dirai plus tard; veuillez me suivre, avant tout, dans la plus singulière excursion que m'ait commandée, jusqu'à ce jour, une profession féconde, cependant, en originalités bizarres.

Je trouvai, dans la pièce voisine, un jeune homme de haute taille, d'une figure noble, mais fière, et mis avec la plus grande recherche de simplicité...

—Vous avez du monde, madame, me dit-il

avec un de ces imperceptibles sourires qui glissent sur une physionomie grave, comme le souffle du zéphir à la surface d'un lac calme et profond; je suis désolé de vous causer un tel dérangement; mais, vous le savez, il n'est pas permis de maîtriser les événemens du genre de celui qui m'amène... On a été trompé dans certain calcul...; nous aurons à peine le temps d'arriver....» A ces mots, l'inconnu me tendit une main extrêmement blanche, à laquelle brillait un solitaire valant 10,000 francs... Nous sortîmes; nous traversâmes ma cour avec rapidité; pas assez vite, toutefois, car le cliquetis tentateur de la table dont j'étais arrachée me poursuivit jusqu'à la porte cochère. . . . .

La nuit était venue; mais à l'éclairage d'une boutique voisine, je vis que sur les panneaux de la magnifique voiture dans laquelle j'allais monter, étaient peintes de larges armoiries, qu'on avait recouvertes d'un morceau de taffetas gommé de la couleur du carrosse... Il y avait là une précaution : j'entrais en scène dans le drame inconnu où je devais figurer comme actrice...

«Vous pouvez, madame, être parfaitement tranquille, me répéta mon conducteur, et compter sur *nos* égards, comme *nous* comptons sur votre discrétion.

— Je n'éprouve aucune inquiétude, monsieur, répondis-je d'un accent ému, qui démentait un peu cette assertion... Et quant à ma discrétion, je l'ai toujours comptée parmi mes devoirs sacrés...» Nous partîmes...

Il y avait quatre chevaux à la voiture; un jockei était en selle sur l'un de ceux de devant. Nous brûlâmes le pavé.

Mon compagnon de voyage s'était placé dans l'encognure opposée à celle que j'occupais; il gardait le plus profond silence, et ne m'adressa pas une seule parole tant que nous fûmes en voiture. J'aurais pu croire qu'il dormait, si, en passant devant les magasins, je n'eusse vu parfois leurs lumières réfléchies dans les grands yeux noirs de ce taciturne inconnu. Après avoir roulé vingt minutes environ dans Paris, nous franchîmes une des barrières, que, dans notre course de plus en plus accélérée, je n'eus pas le temps de reconnaître. Bientôt, je vis passer devant moi, avec rapidité, les troncs noircis des arbres qui bordaient le grand chemin; nous suivions évidemment une route royale : de temps en temps, mon œil rencontrait ces bornes milliaires sur lesquelles nos mobilités politiques ont sculpté successivement une fleur de lis, puis un bonnet de liberté, puis encore une fleur de lis... métamorphoses de pierre que, vu l'épuisement de la matière, on a enfin remplacées par un massif de plâtre, remplissant l'espace tant de fois recreusé.

Lorsque nous fûmes en pleine campagne et dans une obscurité absolue, car la voiture était, probablement à dessein, sans reverbères, deux choses me tourmentèrent à peu près également : c'étaient, malgré les assurances de mon conducteur, la peur ou quelque chose d'équivalent, et la plus insupportable faim que jamais dévot ait ressentie après un vigile. Avec un

peu de raisonnement philosophique, je p
vins à dominer mes craintes; mais l'appé
il n'est pas de philosophe qui puisse en trio
pher... Certainement, vous n'avez pas oub
que je m'étais saisie d'un petit pain à
table splendide que je venais de quitter.
mais je n'osai l'attaquer... il est si commu
si prolétaire de manger dans une voiture.
Le dirai-je, les scrupules de ma vanité l'er
portèrent encore sur les intimations de m
estomac... Néanmoins, je tournais dans m
mains, je pressais, je faisais crier légèreme
le petit pain qui, dans ce moment, m'eût pa
préférable à tous les mets accumulés à m
festin de la rue Bleue... Hélas! on ne digè
pas par l'extrémité des doigts... J'étais
supplice de Tantale... Faute de mieux, je
mis à dîner en perspective : à ma mémoire
reproduisit le service succulent et déli
qu'un jeu bizarre de la destinée changea
pour moi, en déplorables privations... M
plats exquis fumaient dans mes souvenirs;
m'enivrais, par réminiscence, de leurs délicie

parfums... et mes entrailles répondaient, par leurs réclamations bruyantes, à ce vain repas de mon imagination.

Cependant, depuis une demi-heure nous roulions sur un sable fin qui n'imprimait pas à l'équipage la moindre oscillation : c'était sans doute un chemin de traverse, bien entretenu, et conduisant peut-être à quelque château...Car, après m'être bien arraisonnée, je ne pouvais penser que je fusse au pouvoir des voleurs : ils n'ont pas coutume de débuter par envoyer des billets de banque à ceux qu'ils veulent dépouiller ; encore moins les emmènent-ils dans un équipage à quatre chevaux. Du reste, je n'avais pas l'orgueilleuse prétention de me croire enlevée par un grand seigneur, tombé amoureux fou de mes charmes. Ce sont là de ces idées romanesques qu'on peut avoir à dix-sept ans ; on ne les a plus lorsque quelques années d'expérience ont passé sur la vie...

Mes pensées flottaient encore dans un vague indéfini, lorsque la voiture s'étant arrêtée, je vis tout à coup devant moi une grande surface blanche, percée de nombreuses croisées. C'était un vaste château. L'homme silencieux qui m'avait amenée sauta à terre le premier, et me tendit la main pour descendre. Il retrouva alors la parole et me dit avec rapidité : « Une autre personne va vous conduire « au lieu où vous devez aller... Il s'agit d'un « accouchement, et sur toute chose, rappelez-« vous ceci : l'enfant qui va naître sera une « fille, quel que soit son sexe... Jurez-moi de « le dire sous les rideaux de l'accouchée, le « reste me regarde... Jurez, madame. — Je « le jure, » répondis-je avec émotion. — Mon conducteur disparut.

Un autre homme, une sorte de domestique, me conduisit, à travers les nombreux détours d'un jardin anglais, au pied du château. Là ce fut une femme qui me prit et me guida, par un escalier étroit et ténébreux, puis en traversant plusieurs appartemens, jusqu'à la porte d'une chambre à coucher qu'elle ouvrit... Je me trouvai dans une pièce brillamment illuminée, au milieu de plusieurs personnages apparemment éminens; car ils étaient chamarrés de cordons, et scintillans de plaques en pierreries. Du milieu de leur groupe, je vis sortir mon compagnon de route, qui s'avança vers moi avec ce demi-sourire que j'avais vu éclairer un moment son visage, au début de notre entrevue chez moi..... Il me montra, au fond de la pièce, un lit dont les rideaux étaient fermés; bientôt j'en entendis partir, par intervalles, quelques unes de ces plaintes qui signalent une douleur encore tolérable... Je demandai à m'approcher de la malade; l'homme mystérieux me fit de la main un signe qui signifiait: attendez un peu... Le motif de ce retard était une prévenance: je vis en cet instant entrer dans la chambre un domestique portant un flacon de cristal rempli de vin, et une pile de biscuits. Il marcha directement à moi, et me présenta le plateau; mon cœur bondit du plus matériel des plaisirs. Je trempai deux biscuits dans un verre de l'excellent vin de Médoc que contenait le flacon, au dire de l'étiquette d'argent enchaînée à son goulot... J'aurais volontiers redoublé; je n'osai pas.

Ce trop bref repas accompli, le monsieur qui m'avait amenée me conduisit auprès du lit, mais sans écarter le rideau d'épais damas cramoisi qui le recouvrait, et qu'il laissa retomber sur moi, quand je fus au chevet de ma mystérieuse cliente. Son visage était tourné vers la ruelle; je lui parlai; elle ne me répondit point. J'engageai ma main sous la couverture, et touchai la malade : je reconnus qu'elle allait accoucher avant une demi-heure. C'était une première grossesse. Je lui prescrivis doucement de se coucher sur le dos; elle parut hésiter... En levant les yeux, j'aperçus dans la ruelle mon compagnon de route... il invita du geste l'inconnue à prendre la position indiquée... Je vis alors, à ma grande surprise, que son visage était couvert d'un masque de velours noir, tel qu'on nous peint ceux que portaient les dames à la cour de Charles IX.

Je me perdais en conjectures... Et ces personnages décorés, qui se tenaient dans la chambre, silencieux comme des trappistes, et raides comme des sergens prussiens... Je fus au moins fixée sur un point : c'est que ces impassibles comparses étaient allemands... A leurs visages carrés, à leurs traits solides et graves, on ne pouvait s'y méprendre... Mais que faisaient-ils là, dans la chambre d'une femme en couches, parés comme pour un grand lever... Il y avait dans tout cela des allures princières que je ne pouvais concevoir. Quelle était donc ma cliente ? quel était l'homme debout dans la ruelle du lit?... Solution impossible !... énigme indéfinissable !

Au bout d'une demi-heure, l'enfant se présenta au passage; mais ayant reconnu la nécessité d'une assistance attentive, j'écartai brusquement la couverture, et demandai une bougie... J'aperçus alors le plus beau corps de femme que j'eusse jamais vu... A ma place, un accoucheur se fut écrié : « Le père de l'enfant fut plus qu'un élu; il a pu se croire un dieu, par la possession de tant de charmes... »

L'homme de la ruelle n'avait ni bougé ni détourné la tête: il y avait là présomption de divinité.

Enfin l'enfant parut, je le vis bien; c'était un garçon, et contrainte par mon serment, je criai: *C'est une fille*! Tandis que j'opérais la ligature, l'infatigable surveillant ne cessa d'avoir le doigt sur sa bouche... Lorsque tout fut terminé, il prit l'enfant, disparut un moment sous le rideau, toujours du côté de la ruelle; puis, s'avançant vers les personnages chamarrés, il dit d'une voix retentissante: *Vous le voyez, messieurs, c'est une fille*... En ce moment ma cliente murmura avec une émotion fort vive: *il régnera*... Nouvelle énigme!... Je m'avançai pour donner quelques soins à la petite créature nouvellement née; l'inconnu me la présenta avec affectation... C'était en effet une fille... la mère venait bien, pourtant, de faire un garçon.

« Madame, votre mission est finie, me dit celui que je soupçonnais de paternité, en me glissant dans la main un peu de papier chiffonné... On va vous reconduire à Paris, et la personne que je charge de ce soin a droit à toute votre confiance... Je vous dois mes éloges et mes remercîmens... Adieu, madame. »

Je retrouvai à l'entrée de l'appartement voisin la femme de chambre qui m'avait conduite dans la chambre. Au bas de l'escalier ténébreux, je fus reprise par le domestique dont j'ai parlé; ce fut lui qui me ramena à Paris, non moins silencieusement que son maître m'en avait emmenée... Lorsqu'il m'eut jetée à ma porte, il remonta lestement en voiture, et les chevaux repartirent au galop.

Quand je rentrai chez moi, je retrouvai tous mes convives à table, allègres et vermeils... Il était trois heures du matin; ces honnêtes dîneurs, soupçonnant à demi la vérité, c'est-à-dire pensant bien que j'avais été enlevée pour faire un accouchement, avaient pris leur plaisir en patience, dans l'attente de mon retour... Je me fis servir mon dîner, tandis qu'ils digéraient le leur, et le jour nous trouva encore à table... Retirée enfin dans mon appartement, je pensai au papier chiffonné de l'inconnu... Je le tirai de mon sac et je dis : « Deux et deux font quatre mille francs..... qu'une pareille aubaine m'arrive chaque mois, et je ne regretterai pas un dîner interrompu, que mes amis savent d'ailleurs terminer sans moi avec tant de bonne volonté. »

Il y avait environ deux mois que l'aventure dont je termine le récit s'était passée, lorsque j'assistai, avec une amie, à la seconde reprise de *Robert le Diable*. Dans une loge du premier rang, voisine de la nôtre, étaient un monsieur et une dame seuls... La dame, placée sur le devant, eut un voile d'Angleterre constamment baissé sur le visage; le monsieur était assis au fond de la loge; nous ne pûmes le voir... Mais la cloison qui sépare les loges de l'Opéra les unes des autres est si mince! Nos voisins parlaient à demi voix dans les entr'actes; pourtant nous entendions parfaitement leur entretien. Jugez jusqu'à quel point la conversation suivante me frappa.

« Vous avez donc reçu des lettres d'Allemagne, cher Léopold ?

— Oui, chère Wilhelmine ; mon courrier est arrivé ce soir ; il m'apportait une dépêche du prince lui-même.

— Je frémis chaque fois qu'il en arrive une... Si son altesse... si mon époux venait à découvrir...

— Que votre enfant n'était point une fille, mais un garçon... Impossible, bien-aimée... absolument impossible... La sage-femme elle-même a été abusée, tant j'ai mis de promptitude à faire disparaître le nouveau-né par la porte de la ruelle, et à substituer la petite fille que je m'étais procurée.

— Et vous croyez, Léopold, que les grands qui nous accompagnent sont convaincus ?...

— Songez donc, Wilhelmine, que des courtisans sont convaincus de tout ce qui plaît aux grands dont ils attendent de la faveur... Ceux-ci affirmeront tout ce que nous voudrons au conseil du prince, votre époux...

— Ah! que ce titre est cruel à entendre, lorsque je me peins l'homme auquel il appartient.

— Wilhelmine, il touche à sa quatre-vingt-deuxième année... Je suis son neveu... et nous venons d'annihiler sa descendance mâle...

— Léopold, nous sommes coupables deux fois, car, mon ami, ce vieillard vous avait confié son... épouse et l'enfant à naître dont il croyait... Ah! chassons cette idée...

— Et songeons aux félicités que la puissance suprême ajoutera aux délices de l'amour, sur le trône de... » Ici l'orchestre couvrit la voix de nos voisins.

Mais il ne me restait à apprendre que le nom d'une principauté... le reste, je le savais... J'avais pénétré un de ces mystères de cour, sur lesquels, bonnes gens que nous sommes, nous jetons le voile de nos admirations... Quoi de plus moral! un prince régnant confie à son neveu son épouse enceinte, voyageant sans doute par ordonnance des médecins : les médecins ordonnent aux grands tout ce qui les flatte... Le jeune parent est chargé d'un double dépôt sacré : l'honneur de sa tante, et le soin de la descendance directe du prince. Mais la tante a vingt ans, et le neveu est ambitieux.

Or, vous savez comment il a répondu à la confiance de son oncle... Je suis vraiment fâchée que le bruit de l'orchestre m'ait empêchée d'entendre le nom du pays où règne l'excellente altesse ainsi traitée... j'aurais accordé nominativement de l'estime à son neveu, pour les quatre mille francs qu'il m'a donnés.

ASSISTANCE XXIII.

L'Enfant de la Gloire.

On n'est pas toujours juste quand on se déchaîne contre les mœurs de l'Opéra, ou du moins on ne fait pas assez forte la part des dangers auxquels une pauvre vierge, cantatrice ou danseuse, est exposée dans ce tourbillon où flottent tant de principes inflammables... Des séductions de toute nature lui sont présentées à chaque instant : tantôt sa coquetterie se voit excitée par l'appât de la parure, tantôt sa cupidité est tentée par le son de l'or, tantôt sa vanité doit combattre la brillante perspective d'un entretien avec riche mobilier, voiture élégante, pierreries étincelantes.... Et sur tout cela domine souvent l'empire des passions, le feu d'une jeunesse impérieuse, qu'attise une multitude d'artistes aimables, de danseurs aux formes moulées, de dandys au langage spirituel, d'auteurs au front ceint de lauriers... Non, il n'est pas un coin du vaste bâtiment de l'Académie royale de musique où ne soit embusqué quelque ennemi des intégrités virginales du lieu : des loges d'actrices au foyer, des profondeurs du Tartare à l'empyrée de la rue Lepelletier, il n'existe pas un espace de trois pieds où ne soit dressé quelque guet-apens pour la pudeur.... Comment veut-on que le coteau aride sur lequel s'élève le temple de la vertu, si difficile à gravir dans les circonstances ordinaires, puisse être monté par une jeune fille engagée sous les bannières de l'Opéra.

Ah ! si l'on pouvait brocher, sous une jolie couverture jonquille, gris-perle ou vert tendre, huit ou dix volumes intitulés : *Chroniques secrètes de l'Opéra*, quelle opulente affaire pour un éditeur ! Comme il verrait s'abaisser l'orgueil aristocratique des gros commissionnaires, si disposés à malmener les petits fabricateurs de livres, depuis que certains libraires, pour s'ériger en grands faiseurs, paient des manuscrits de coterie 10,000 francs, se vantent, pendant deux ou trois ans, de ces excellentes acquisitions, et déposent leur bilan ensuite, pour démontrer la bonté de leurs exploitations... Mais les murs du grand magasin de nymphes dansantes et chantantes qui nous occupent, ces murs dans lesquels s'agitent tant de convoitises, tant d'ambitions, ils ne sont pas diaphanes, et les héroïnes de ce pays de féerie sont discrètes avec infiniment de raison... Je ne sais si, monsieur de La Rochefoucauld-Sosthènes régnant, on est parvenu à faire confesser Vénus, Flore, Diane et Psyché ; mais, dans la supposition affirmative, les directeurs spirituels appelés à cette grande ablution de conscience, ont dû entendre des révélations on ne peut plus pittoresques.

Ces réflexions, dont je tranche ici la trame, me furent suggérées, avec beaucoup d'autres, il y a quelques mois, par l'arrivée dans ma maison d'une charmante danseuse, qui tient le premier rang parmi les talens du second ordre.

J'étais assise devant la croisée de mon cabinet, livrée à ce vague de pensées qui n'est ni la réflexion ni la rêverie... Tout à coup une voiture de place s'arrêta à la porte cochère ouverte, et je vis, du lieu où j'étais, une femme légère et svelte sauter de la voiture, et s'avancer, à travers la cour, vers le corps-de-logis que j'occupe. Tandis que l'inconnue marchait, j'admirais le jeu malin de sa physionomie, la grâce, la souplesse de sa taille, que ne pouvait déguiser qu'imparfaitement un de ses amples tartans, qui, maintenant, ont leur tour dans les caprices de la mode. Je me disais : Cette jeune personne est douée d'une jolie tournure, elle a des traits bien agréables, sa fraîcheur enchante.... Puis, vinrent ces *mais* restrictifs qu'une femme intercale toujours dans l'éloge d'une autre, tribut instinctif de rivalité dont l'émission est plus prompte que la raison.... Toutes les perfections de l'étrangère m'avaient frappée, et je cherchais avec quelque dépit un défaut, lorsque mon œil investigateur tomba sur des pieds formant un angle démesurément ouvert... « C'est une danseuse, m'écriai-je ! Oh ! s'il en est ainsi, beaucoup de ses charmes doivent perdre singulièrement au décompte que la nature fait, chaque soir, au profit de l'art. »

J'en étais là de mon jugement, lorsque la dame qui s'avançait frappa vivement à ma porte, et entra sans attendre ma réponse.

« Je pense qu'on m'a bien adressée, dit-elle avec vivacité ; j'ai l'honneur de parler à madame Jullemier ?

— Oui, madame.

— Je vous annonce donc une nouvelle pensionnaire.

— Que vous avez laissée dans votre voiture?

—Non, madame, la voici... En repoussant les deux pointes de son schall, celle qui me parlait, découvrit une grossesse fort avancée.

—Je n'aurais pu m'en douter, répondis-je avec un sourire : l'enfant que vous portez s'est vainement efforcé de déformer la plus jolie taille du monde....

— Hélas! madame, si vous saviez à quel prix j'ai pu obtenir ce résultat.... Je vous dirai cela plus tard.... J'ai besoin de deux pièces, de trois pièces même; ma femme de chambre est avec moi, et deux fiacres sont remplis de mes effets.

—J'ai précisément un appartement entier... Mais pourquoi vous être munie d'une garde-robe si considérable? Il est probable que votre séjour chez moi sera, comme celui de toutes mes pensionnaires, une sorte de réclusion?

— Des plus absolues.... Telle que vous me voyez, je suis en route pour Bordeaux depuis deux heures.... Les journaux de cette ville mentionneront sous dix jours mes débuts au grand théâtre; moi-même j'écrirai des bords de la Gironde à ma mère, à mes amies de l'Opéra

— Je croyais que mademoiselle m'avait demandé un appartement...

— Sans doute, puisque j'accoucherai au plus tard dans trois jours.... N'importe, je serai à Bordeaux, continua la danseuse en partageant son regard entre moi et le trumeau de ma cheminée; j'y jouerai la *Somnambule*, la *Sylphide*, *Clary*, *Flore*.... Ah! ah! ah! ce sera drôle....»

A ce discours incohérent, à ces rires immodérés, je fus tentée de croire que ma future cliente serait réclamée par Charenton dès que je l'aurais délivrée....

« J'avoue, répliquai-je avec un peu d'humeur, que j'ai peine à comprendre ce que vous désirez de moi.

— Comment! madame, vous ne devinez pas.... Dieu! quel coup.... Petit scélérat, il s'y prend de bonne heure pour exercer ses pieds...

Il ne trahira pas son origine... Vous voyez bien qu'il y a là dessous un mystère... une apparence à garder.... Je serai à Bordeaux pour tout le monde, à peu près... Mais je vous expliquerai cela dans un autre moment; veuillez ordonner à quelqu'un de votre maison d'aider ma femme de chambre à transporter mes effets. »

Je sonnai mon domestique.

« Allez à la voiture que vous voyez à la porte, lui dis-je quand il entra, et aidez la jeune personne qui s'y trouve à transporter les malles de madame dans l'appartement n. 2.

— A l'instant, madame.

— Maintenant si vous voulez bien me suivre, continuai-je en me tournant vers la jolie disciple de Terpsichore, je vais vous mettre en possession du logement que vous me demandez.

— Ah! qu'il soit gai, je vous prie, répliqua la dansense d'un air distrait, en rajustant son chapeau....je quitte un appartement délicieux.

— Je ne puis vous promettre de le remplacer sous ce rapport; mais celui que je vous offre est agréable, et donne sur un jardin.

— Un jardin ! des arbres !.. c'est charmant.... Depuis long-temps je n'ai vu que les bosquets de Cicéri.... On reçoit à Paris les journaux de Bordeaux, n'est-il pas vrai ?...

— Je pense qu'ils sont à mon cabinet de lecture....

— Vous aurez donc la bonté de les envoyer demander ce soir; je brûle de voir quel effet ont produit mes débuts sur les bords de la Gironde....

— Mais il me semble que, censée partie depuis deux heures de Paris, vos débuts ne peuvent pas encore être mentionnés dans les feuilles de Bordeaux.

— C'est vrai.... c'est vrai.... M'avez-vous vue dans la *Révolte au sérail* ?

— Non, mademoiselle....

— Quand je serai relevée, je vous donnerai une loge.

— Oui, répondis-je en souriant à cette franche étourdie, quand vous serez revenue de la Gascogne....

— Bien, très bien; Une pointe d'esprit, Je suis folle de cela, moi.... Ah! tandis que j'y pense, je vais vous prier de serrer quelques pièces d'or que j'ai là.... Elles seront dans vos mains plus en sûreté que dans les miennes. Vous saurez bientôt pourquoi. »

A ces mots, ma pensionnaire renversa son sac de velours sur mon bureau, qui fut couvert de napoléons... Il y en avait cinq cents. Je ramassai le petit trésor de ma danseuse, et je le remis, en sa présence, dans mon secrétaire avec un carré de papier sur lequel j'avais écrit :

« Cette somme de 10,000 francs en or,
« appartient à mademoiselle B...., qui m'en a
« rendue dépositaire pendant son séjour dans
« ma maison.

« Alexandrine JULLEMIER. »

« Maintenant, dis-je à ma cliente, voilà qui sera à votre disposition.

— Non, non, s'il vous plaît; je vous donne le droit de me tenir un peu en bride pour la disposition de cet argent... Je crains... Plus tard vous saurez ce que je crains. »

Nous montâmes dans l'appartement que je destinais à mademoiselle B.....; il lui convint. Seulement elle me pria de lui faire apporter une psyché.

« Il faudra que je travaille, me dit-elle en faisant quelques battemens au moment même où elle me parlait.... Vous ne vous imaginez pas avec quelle facilité l'on se rouille dans notre art.

— Il faudra pourtant vous abstenir quelque temps de tout exercice...

— Sans doute, je m'abstiendrai... d'ailleurs je suis lourde à présent; j'ai très mal fait de... Asseyez-vous près de moi, sur ce canapé; je vais vous raconter comment cela m'est arrivé.

— Volontiers.

— Ma mère, qui demeure avec moi, a dansé autrefois dans les ballets; elle a connu les beaux jours de l'Opéra : le temps des Guimard et des Saint-Huberty... l'âge d'or de l'Académie royale de musique. « Il n'y avait pas alors, dit-elle, une simple figurante qui n'eût son conseiller au parlement ou son président de cour des aides ; pas un premier sujet qui ne se fût élevé jusqu'à l'altesse sérénissime, sinon royale... C'était le paradis des danseuses, ajoute ma mère en soupirant de manière à me faire entendre qu'elle a compté parmi les élues. L'honnête dame croit qu'il en est toujours ainsi, et que l'on peut jeter le grappin sur les éligibles du dix-neuvième siècle, ainsi qu'on le jetait sur les Robins du dix-huitième. Du reste, ne se rappelant plus, à cinquante-cinq ans, que l'amour fut jadis pour elle un sentiment, et même assez tard, puisque je n'ai pas accompli ma dix-neuvième année, elle ne veut plus le comprendre que comme une affaire. C'est en vertu de cette belle spéculation que, rêvant pour moi la conquête d'un prince régnant, d'un margrave, ou tout au moins d'un grand d'Espagne de la première classe, elle m'a fait subir assez long-temps l'esclavage le plus dur. Il n'y a pas à dire, l'espace de trois longues années, cette surveillance intrépide ne s'est pas démentie.

— Vous me surprenez... comment donc alors?...

— Ah! si fait, si fait une fois... une seule fois...

— Il faut convenir, mademoiselle, que vous avez joué de malheur...

— Dites de bonheur... l'esprit m'est venu... et je me suis affranchie. Je reprends mon récit : Ma mère me suivait dans l'Olympe, au risque de se rompre le cou en tombant des frises, aux Enfers, en butant à toute minute contre les machines, les contre-poids, les chariots... « Ce n'est rien, ce n'est rien, me disait-elle ; on peut trébucher sans grande conséquence à mon âge : une chute est moins dangereuse qu'au tien. » Pendant que j'étais en scène, ma mère, collée le long d'une coulisse, épiait ma sortie, marchait sur mon ombre avant que personne eût pu m'adresser la parole, et m'emmenait dans ma loge, dont elle fermait soudain la porte au verrou.

— Je conçois, ma chère Eveline, me disait l'an dernier madame B...., dans un de ses bons momens, je conçois que mon système de précautions peut te fatiguer...

— Je l'avoue, ma mère, à dix-neuf ans, le cœur d'une jeune fille commence à parler, et le sentiment qui s'y produit n'est pas un crime.

— Non, mon enfant; mais le plus souvent les cœurs qui parlent à l'Opéra ne disent que des sottises...

— Cependant, je sens, ma mère, que le mien ne manquerait pas d'éloquence.

— Tant mieux si cette éloquence est subtile, et je crois que nous ne tarderons pas à la mettre à l'épreuve... L'un des membres du corps diplomatique est venu, tu le sais, s'asseoir à côté de nous aux Tuileries, dans l'allée où tant de dames se montrent l'après-dînée.

— Oui pour mettre leurs charmes à l'étal.

— Espèce de musée vivant qui a son avantage : un portrait bien exposé gagne singulièrement aux yeux des amateurs.

— Et perd davantage dans leur esprit.

— C'est le pis-aller... Mais revenons... Je te disais donc que M. l'ambassadeur, étant venu prendre place à côté de moi, m'a parlé de ta beauté avec enthousiasme...

— Il me déplaît fort cet homme-là, répondis-je avec une sorte d'emportement.

—Qu'est-ce que cela fait, pourvu qu'il t'enrichisse... Il n'y a qu'un seul point sur lequel notre délicatesse doit se montrer scrupuleuse...: ce point-là, je prétends le garantir; et c'est pour cela, chère Eveline, que je te surveille... Il faut avoir de la conscience dans les affaires.

«Peu de temps après cet entretien, on remit la *Sylphide* au courant du répertoire, pour la rentrée de Taglioni. Dans ce ballet toute la danse habite les airs pendant une partie de la pièce; à l'une des représentations je devais descendre parmi des nuages, avec un génie aérien; ma mère, juchée dans les frises, me vit placer sur la gloire, à côté du jeune danseur. Elle souriait avec sécurité : rien ne lui semblait moins dangereux pour ma pudeur qu'un tel trajet... Il paraissait en effet peu probable qu'une vertu intacte pû succomber dans un voyage de vingt-cinq à trente pieds.

« Tout à coup l'un des ressorts fléchit ; la gloire cesse de pouvoir descendre ; elle s'arrête entre le ciel et la terre... Je m'effraie ; le sylphe me rassure, tandis que, pour voiler l'accident aux yeux du public, on nous environne de nuages... Cependant ma mère, restée au plus haut des cieux, tremble d'abord pour ma vie ; mais le machiniste la rassure, et lui dit qu'après le coup de théâtre, on s'occupera de nous remonter...

— Après le coup de théâtre, vous en parlez à votre aise ; mais Eveline qui est là ?...

— Eh bien ! madame B..., que voulez-vous qui lui arrive...

— Hé ! ne faut-il pas que je sois rassurée, répliqua séchement la bonne dame, dont la vue myope s'efforçait de nous apercevoir, à travers les nuages de toile qui flottaient entre elle et notre voiture aérienne. Puis elle grommelait entre ses dents : — « Maintenant, je crains bien que M. l'ambassadeur n'arrive trop tard... C'est une belle affaire manquée peut-être... Maudite jeunesse... toujours la même !... »

« Il faut que je vous l'avoue, madame, les craintes de ma prévoyante mère n'étaient que trop fondées : le génie de l'air m'avait d'abord rassurée.... puis.... vous me comprenez.... Dans un pareil danger, il n'était pas facile d'être secourue sur le théâtre suspendu de ma défaite.... Crier eût été le comble du ridicule... Mais je dis tout bas à mon séducteur que j'étais bien en colère... Je ne sais pas s'il en fut persuadé. Dans ce moment critique, je tremblais d'apprendre au public les méfaits des divinités de l'air.... Une simple toile, en s'écartant, pouvait révéler.... Enfin, on nous remonta dans les frises.

« Ma mère regarda le sylphe et moi avec un œil profondément scrutateur ; devina-t-elle la vérité ? Je l'ignore ; mais depuis lors, son système de surveillance n'a plus été aussi sévère...

C'est de ce jour, ajouta Eveline en baissant les yeux de manière à simuler une demi-confusion, une confusion d'Opéra, c'est de ce jour que date la situation où je suis. Voyez cependant à quoi tient la vertu.... Le ressort d'une machine de théâtre se détraque.... et voilà une pauvre victime de plus !

— En effet, mademoiselle, répondis-je avec un sourire dont je tempérai de mon mieux la malice.... Le doigt de la fatalité était là.... Car je vois que cette seule fois....

— Oh ! non, répliqua candidement la danseuse.

— Il me semble que vous me le disiez tout à l'heure....

— Oui, oui, je me rappelle, je vous disais qu'un seul malheur.... Les autres ne comptent pas : c'étaient de simples conséquences du premier.

— C'est juste.... Je n'y pensais pas.

— Ma mère ne m'avait pas encore parlé d'une des mines les plus fécondes de l'exploitation théâtrale, c'est-à-dire les congés. Peut-être pensait-elle que la pudeur voyageuse est plus exposée que la pudeur sédentaire ; et, chargée du soin d'élever ma jeune sœur, maman n'entrevoyait pas la possibilité de m'accompagner. Depuis l'aventure de la gloire, le congé a remplacé, dans ses vues, le membre du corps diplomatique. Consciencieuse jusqu'au scrupule dans les affaires, apparemment la bonne dame a renoncé à livrer un article qu'elle ne pouvait garantir.... Hein ! n'est-ce pas que l'idée est drôle, ajouta la danseuse étourdiment.... Puis elle continua avec gravité : Si ma mère n'eût pas songé à l'absence spéculative, j'eusse bien pensé, moi, à l'absence nécessaire : j'étais enceinte de quatre mois quand cette question fut agitée. Je sollicitai sur le champ, auprès de l'administration, le congé qui m'était acquis ; mais l'œil caressant du public ne parvenait encore jusqu'à moi que par rares échappées ; les dames premiers sujets, selon l'usage invariable du lieu, me repoussaient, autant qu'elles pouvaient, au second rang.... Mes grâces ne se produisaient que si les leurs étaient indisposées, ou bien en partie fine.... Enfin, il y a deux mois environ, l'une de nos puissances dansantes, s'étant attachée à cette chaîne d'ambitions d'Opéra, qui, depuis quelque temps, se rue, avec des prétentions matrimoniales, sur les conseillers d'état, les barons et les pairs de France en perspective, j'ai profité de l'occasion.... J'ai percé : le parterre et les loges m'ont donné le baptême de l'enthousiasme, et le congé qu'on me refusait m'a été offert.

« J'allais partir, il y a deux mois : un événement d'un genre assez singulier m'a retenue. L'aventure de la gloire était un accident ; mais il se trouva qu'il avait produit une passion. J'aimais le jeune danseur ; je l'aimais avec toute la puissance d'un premier amour. Il m'adorait aussi ; cependant je sus bientôt que j'avais une demi-douzaine de rivales ; je m'en affligeai sans m'en irriter : ces rivales, c'étaient les roulettes du Palais-Royal et de Frascati. Je fus quelque temps à m'apercevoir de la malheureuse inclination de mon amant : il m'avait bien emprunté de l'argent à diverses reprises; mais comme ses appointemens étaient faibles, j'attribuai d'abord ses emprunts à des besoins impérieux. Je découvris enfin la vérité... Un soir, Firmin (c'est le nom du génie de l'air) me demanda la modique somme de dix francs; je m'empressai de le satisfaire. Le lendemain, après la répétition, où ma mère ne m'accompagnait plus, Firmin m'offrit à déjeuner au café de Paris.... Je lui fis répéter deux fois son invitation : je ne concevais pas qu'ayant eu besoin la veille de dix francs, il fut en mesure de me traiter dans cette taverne aristocratique. Mon amant apposa le dos de ma main sur la poche de son gilet, et j'y sentis en effet la raison suffisante d'un déjeuner, même splendide. Ce repas tête-à-tête fut une folie de recherche et de délicatesse : je m'en plaignis obligeamment à Firmin.

—Taisez-vous donc, Eveline, répondit le danseur un peu échauffé par l'excellent vin qu'il nous avait fait servir, sans s'arrêter au tarif fort élevé du lieu.... Nous sommes dieux ensemble de temps en temps, rien de plus simple que de savourer ici l'ambroisie.

— Ce n'est pas raisonnable, mon ami; je sais que vous êtes gêné.

— Pas ce matin, cher ange; la fortune a mis un peu de vent dans mes voiles... Encore un verre de ce Volnay de la comète.

— Vous avez donc fait un héritage depuis hier au soir?

— Un héritage, oui, un legs de cette bonne Providence, qui, pour favoriser ses légataires, n'a pas besoin de mourir. Mon vieux oncle, escompteur dans le passage de l'Ancre, devrait bien imiter la Providence, et me faire du bien de son vivant, puisqu'il reste en ce monde malgré sa goutte et sa gravelle.

— Je parie que vous jouez...

— Et je gagne, comme vous voyez.

— La fortune du jeu a plus de rigueurs que de faveurs.

— Bah! la pimbèche ne réussira pas à me ruiner, par une raison sans réplique : je suis ruiné.

— Tu peux t'endetter, cher Firmin.

— Impossible, cher ange : personne ne veut me prêter d'argent.... Personne, excepté toi ; mais si l'on ne compte pas entre amis, on doit encore moins compter entre amans.... Cette maxime aisée fut couverte par la détonation d'un flacon de champagne, et mon verre blanchit de la mousse pétillante de ce nectar.... il ne fut plus possible de raisonner. »

« Les défauts de ceux que nous aimons nuisent rarement à notre affection : il arrive même qu'ils l'excitent..... Ce sont les épices de l'amour..... Tiens, voilà presque une pensée... C'est singulier comme je me forme depuis que je lis Paul de Kock, Touchard-Lafosse et Alphonse Karr. Mon amant jouait toujours, et je m'attachais de plus en plus à lui... Ces hauts et ces bas de fortune me paraissaient piquans ; nous nous amusions bien quand, sur le produit de cinq francs que je lui avais donnés, nous faisions un dîner de cent francs. Pendant cette joyeuse vie, mon congé vieillissait dans ma chiffonnière ; maman, dont les spéculations s'étaient tournées de ce côté, pressait de plus en plus mon départ; et quand je m'exerçais devant ma psyché, j'en voyais grossir prodigieusement le motif.... Mais il fallait quitter Firmin: mon amour temporisait.

Les choses en étaient là lorsque mon amant cessa tout à coup de paraître à l'Opéra; mon inquiétude fut extrême.... Firmin avait une tête ardente; je craignais qu'une querelle de jeu ne l'eût entraîné dans quelque rixe et qu'il n'eût succombé. Je passai chez lui; sa portière ne l'avait pas vu depuis trois jours.... J'étais au désespoir.... Heureusement je me trouvais assez en faveur auprès de l'administration pour être *indisposée*; une bande blanche apposée sur l'affiche annonça le changement du spectacle. J'allais de nouveau courir la ville pour avoir des nouvelles de mon cher Firmin; sous une porte cochère en sortant, on me remit une lettre; je reconnus son écriture; j'ouvris précipitamment..... L'écrit était daté de Melun. Je dévorai ces mots :

« J'aurais dû te rassurer plus tôt sur ma dés-

« tinée, chère et bonne Eveline; mais je ne « savais trop comment m'y prendre, car ce « que j'ai à t'apprendre n'est ni honorable ni « consolant. Je t'ai parlé de mon oncle l'es- « compteur, vieux crésus qui *rend des services* « à cinq pour cent par mois aux commerçans « qui ont besoin de réaliser les effets qu'ils ont « en portefeuille. Or, c'était, il y a quatre « jours, la fin du mois; le cher homme avait à « toucher mille écus sur des billets échus, et « sa goutte le retenait au lit. Il eut la mau- « vaise idée de me charger d'aller faire sa « recette; ce n'était pas très volontiers, mais « il ne pouvait pas faire mieux..... Que veux- « tu que je te dise? la défiance du bonhomme « avait raison : j'ai reçu les trois mille francs, « et c'est le banquier de la rue Grange-Bate- « lière qui les a, comme disent les négo- « cians, *encaissés*..... Pas moyen de reparaître « chez l'honnête parent; il m'aurait dévisagé « d'abord, et fait emprisonner ensuite.... J'ai « mis l'espace entre lui et moi, et me voici « immatriculé, en qualité d'enrôlé volontaire

« dans le 6e régiment de chasseurs à cheval.

« Je n'ai pas une grande vocation pour le « service ; mais, que veux-tu, bonne Eveline, « il faut se faire de nécessité vertu... J'ap- « prends à monter à cheval ; ce qui me paraît « plus difficile que de monter un ballet. L'ad- « judant-major, qui vient me voir quelquefois « au manège, trouve qu'en fait d'équita- « tion, j'ai toute l'aptitude d'un danseur ; il « me tourne, avec des attouchemens un peu « brusques, les genoux et les pieds en dedans ; « et voilà comment ce qui est une belle qualité « dans une profession devient un défaut into- « lérable dans un autre. Enfin, il faut que j'en « passe par là et que je me repétrisse, comme « dit l'adjudant-major, jusqu'à ce que les mille « écus que j'ai fait *encaisser* par messieurs de « la roulette, puissent m'être comptés à valoir « sur sa succession de l'oncle, ou du moins « être passés à profits et pertes par d'*avides* « *collatéraux*, s'il prend fantaisie au vieillard « rancunier de me déshériter.

« Mais, bonne Eveline, il est une partie de

« la discipline à laquelle je ne m'habituerai ja-
« mais: c'est de ne pas te voir; c'est de ne plus
« te dire je t'aime et te le prouver. Me voilà
« chasseur à cheval, ou tout au plus sous-offi-
« cier, pour sept ans; il y a trop loin de cet
« humble état à la condition d'une élégante
« pensionnaire de l'Académie royale de mu-
« sique. Nous étions à peu près égaux quand
« nous faisions les dieux ensemble dans le ciel
« de la rue Lepelletier, qui, certes! était bien
« notre paradis.... Nous avons bu ensemble
« l'ambroisie des immortels; maintenant je
« mange à la gamelle; il n'y a plus de parité
« possible. Adieu, bien-aimée; oublie le cou-
« pable et malheureux

« FIRMIN. »

« Au premier moment, je ne vis aucun recours contre le malheur qui m'atteignait; je ne pensais pas qu'il fût possible de tirer mon amant de la position critique où il s'était plongé lui-même sans nécessité : car il eût suffit qu'il se dérobât à la colère de son oncle pendant quelque mois, sans abandonner l'Opéra, sans engager étourdiment sa liberté... Nos chefs sont plus sévères envers les danseurs infidèles à la mesure, qu'envers les neveux qui dissipent l'argent de leurs oncles : on ferme, en général, les yeux à l'Académie royale de musique, sur tous les genres de faux-pas, lorsque les divers sujets sont assez heureux pour n'en pas faire en scène.

« Le soir, nous avions représentation ; je parus bien triste à mes camarades. L'une d'elles était confidente de mon amour : je lui demandai des conseils.

«Tu fais bien de me consulter, me répondit-elle ; je suis mieux informée que toi des ressources de l'Opéra, et demain je te dirai ce qu'il y aura à faire dans ta position ; car tu sauras, Eveline, que, parmi les dames de la danse seulement, il existe assez d'expérience pour éclairer toutes les situations de la vie... Il n'est pas un chapitre de roman, quelque bizarre qu'il soit, dont le corps des danseuses n'ait fourni le texte... Sois tranquille, Eveline, demain, à la répétition, je t'apporterai, j'en suis sûre, un baume salutaire pour la blessure de ton cœur. »

« Je me couchai un peu plus calme que je ne m'étais levée; cette nuit-là je pus pleurer. Je devançai les plus empressées à la répétition ; ma camarade ne s'y trouvait point encore; mais je la vis bientôt paraître. « J'ai tardé à venir, me dit-elle en s'essuyant le front ; ce n'est pas faute de zèle ; mais, pour trouver une recette applicable à ta situation, il a fallu fouiller vingt répertoires d'aventures... enfin, j'ai rencontré cela dans la vie d'une figurante du temps de l'empire, pensionnée comme ta mère... Cette femme là seule fournirait plus d'élémens romanesques que l'imagination d'un Victor Hugo... Précisément son huitième amant... est-ce bien le huitième qu'elle m'a dit... je n'en répondrais pas : il se pourrait que ce fut le dix-huitième... mais peu importe... Cet amant donc, ayant vendu le cheval et le cabriolet que son père lui avait prêté pour aller au bal, afin d'acquitter un pari à l'écarté, ne trouva rien de plus simple que d'aller s'engager dans un régiment d'hussards.... On le présenta au colonel en frac noir, en chaussons de bal, en bas à jour; au bout d'une heure, la métamorphose fut complète, et l'habit de ville de la nouvelle recrue fut à l'instant *lavé* *.

« Sa maîtresse l'adorait : c'était une passion de huit jours.... D'abord elle passa en revue, dans sa pensée, les adorateurs qu'elle avait eus, afin de chercher un protecteur qui pût l'aider à retirer son amant du service. Il y avait parmi ces ex-soupirans plusieurs généraux en grand crédit; mais alors il était difficile de rendre un militaire à la vie civile: notre camarade émérite jugea sensément qu'elle ne devait pas chercher une chaude protection, une assistance persistante, chez un homme qui n'aurait à marquer que le souvenir d'un amour refroidi. Elle s'occupa de former une nouvelle inclination appropriée à

* Vendu pour payer la bien-venue du nouveau militaire.

la circonstance... Elle était jolie à ravir... Il ne s'agissait que de tendre ses filets en lieu *poissonneux* de généraux... Trois jours lui suffirent pour en attraper un; et, trois jours après, son amant avait jeté la pelisse et la sabretache aux orties.

« Voilà, ma chère Eveline, poursuivit ma conseillère avec vivacité, voilà ta ligne de conduite toute tracée; et note, je te prie, que tu n'auras pas la peine de chercher... Nous avons parmi les habitués fidèles de l'Opéra un général dont les derniers exploits militaires se perdent dans la nuit des temps, mais qui, chaque soir, ravive dans nos parages ses lauriers galans; espèce de pacha brodé, toujours obéi quand il jette le mouchoir à nos odalisques, parce que l'or tombe de ses mains avec une merveilleuse facilité. Je sais même, je sais que depuis long-temps ce général a braqué sa lorgnette sur toi; qu'il s'est aidé plusieurs fois de ses jumelles pour embrasser d'un seul regard tes attraits... Allons, bonne Eveline, une œillade intentionnée, un sourire provocateur, et ce galant universel est à toi.

— Merci, merci, chère Elisa, répondis-je tristement à l'obligeante investigatrice; mais je n'emploirai pas le moyen que notre camarade émérite a mis en usage pour racheter son huitième ou son dix-huitième amant. Firmin est le premier que j'aie eu, le seul que je veuille avoir... je l'aime de toutes les forces de mon ame, et le parti que tu me proposes est incompatible avec mon amour.

— Ah çà! mais es-tu folle, chère enfant? qu'a donc de commun ton amour avec la petite négociation dont il s'agit, sinon le service que nous lui rendons en dégageant celui qui te l'inspire. Est-ce qu'on aime les amateurs dont on écoute quelques instans les galanteries généreuses..... C'est un échange, pas d'avantage : des complaisances pour de l'or, des paroles jetées au vent comme un rôle de la Comédie-Française..... le cœur ne se mêle pas de cela..... Ta mère avait parfaitement envisagé la chose : elle entend à merveille les affaires, cette femme-là. Et puis aimer est un métier de dupe : toi-même considère ce que t'a déjà coûté ton Firmin..... A la bonne heure, cela te plaisait parce que c'était pour lui; mais au moins quand le sentiment nous ruine d'un côté, l'industrie doit nous enrichir d'un autre..... les compensations, je ne connais que cela moi..... Va, va, crois-moi, lance l'œillade intentionnée et le sourire provocateur..... Je ne conçois pas comment tu hésites... c'est un dévouement superbe que je te propose : tu te sacrifies pour l'objet adoré. Péripétie de roman; rien de moins..... Firmin t'en aimera d'avantage, j'en réponds : c'est un garçon de sens, lui; il est à la hauteur des principes de l'Opéra, et sait distinguer l'amour de la galanterie..... Quand cette distinction sera bien établie dans ta tête, tous tes scrupules disparaîtront..... je puis t'en parler savamment. »

« Je ne répondis rien à ma camarade; il n'existait en moi ni détermination négative, ni parti pris affirmatif... La seule chose qui ne fut pas douteuse, c'est que je ne pouvais vivre sans

Firmin. Je passai la nuit la plus agitée; jamais tant de pensées diverses ne s'étaient combattues dans mon esprit. Je ne pouvais supporter l'idée de perdre mon amant; mais il m'était impossible de m'habituer à l'idée de ce que ma conseillère appelait une négociation. Je ne concevais pas comment le même bien pouvait être l'hommage du plus tendre amour, et l'objet d'une sorte de convention commerciale. Je regrettais un moment de n'avoir point ouvert mon cœur à ma mère; peut-être m'eût-elle guidée à travers ce dédale de sensations...Mais outre que je n'avais pas osé lui avouer l'aventure de la gloire, elle eût fortement désapprouvé ma tendresse pour un danseur encore perdu dans la foule du ballet. Je me levai aussi indécise que la veille; mais plus affligée encore de l'absence de Firmin.

« Dans la journée, mon chagrin redoubla... un journal, qui me tomba par hasard sous la main, m'apprit que le 6e régiment de chasseurs à cheval quittait Melun sous huit jours... Je voulais à l'instant même partir pour cette ville, voir encore une fois mon amant; peut-être le suivre dans sa nouvelle garnison..... Que me fait la gloire, que me fait la fortune! m'écriai-je : sans Firmin tous les trésors, toutes les palmes de la terre ne peuvent me flatter..... Oui, je cours le rejoindre, je m'attache à ses pas, je me fais cantinière..... J'abandonne l'Opéra, je renonce à l'enivrante mélodie des applaudissemens..... Avec lui la grossière camisole de drap, le chapeau de feutre, les souliers ferrés et le baril d'eau-de-vie pendu au cou, seront préférables aux tuniques lamées d'or, au cothurne léger, aux guirlandes de fleurs que je porte dans ma brillante sphère : je veux tout lui sacrifier!

« Je veux tout lui sacrifier répétai-je..... Vaines paroles...eh! n'est-ce pas le refus d'un seul sacrifice qui me sépare peut-être pour jamais de Firmin... Cette réflexion m'avait frappée; je m'y arrêtai... puis je ne pus la bannir : elle circonvenait, elle enlaçait toutes mes autres pensées. Le soir, j'arrivai dans ma loge, dominée par l'idée fixe qui s'était emparée de moi. Je me sentais triste, découragée ; et quand il fallut songer à danser, j'eusse voulu mourir.... Pourtant, je mis plus de soin que de coutume dans ma parure ; je cherchai à ranimer mon teint par toutes les ressources de l'art. Quand je parus au foyer, on trouva ma mise prétentieuse : seule, je ne m'en étais pas aperçue.... On me supposa des projets de conquête ; j'en avais en effet, mais je l'ignorais.... L'instinct de l'amour avait tout fuit....

« Lorsque je fus en scène, mon premier coup d'œil se porta vers le balcon : c'était là que se plaçait toujours le général qui pouvait tout pour mon bonheur. Le regard que j'arrêtai sur lui, le sourire qui parut en même temps sur mes lèvres, je ne sais ni ce qu'ils furent ni ce qu'ils dirent.... Je ne leur avais prêté aucune intention.... Mais apparemment, ils en exprimèrent une ; car, rentrée au foyer, je fus accostée par un jeune homme, une sorte de militaire en bourgeois, à en juger par ses moustaches et son ruban ponceau. Il m'aborda avec une extrême politesse, et me dit : « M. le

« comte de *** (il le nomma), aura l'honueur « de se rendre chez vous, demain à midi, « pour répondre à la communication que vous « lui avez fait faire.... Veuillez avoir la bonté « de l'attendre... » A ces mots, le messager me fit un profond salut, se retira et me laissa fort surprise de ce que je venais d'entendre.

« Je soupçonnai que ma physionomie, interprète trop expressive de la pensée dominatrice dont j'ai parlé, pouvait avoir encouragé les espérances du général; mais un *communication...* la réponse qu'il devait m'apporter... C'était fort, c'était même impertinent... Il me semblait que mon regard et mon sourire ne pouvaient avoir autorisé tant de présomption. Mon amour-propre fut sur le point de se mettre en rébellion ouverte contre l'intérêt de mon amour... Je cherchai des yeux l'aide-de-camp ou le secrétaire intime; si je l'eusse trouvé je l'aurais sans doute chargé d'une réponse désobligeante pour le général... Mais il avait quitté le foyer.

« M. le comte de *** fut exact; il entra dans

mon boudoir à midi, accompagné de celui qui me l'avait annoncé la veille... Je ne sais encore comment cela s'était fait; mais, sans y avoir mis d'intention, j'avais un négligé charmant.

« Madame D...., votre camarade, m'a fait part de vos petits chagrins, mademoiselle, me dit le général en prenant place sur le divan que je lui indiquais, tandis que je m'asseyais sur un fauteuil, à quelque distance de lui.

— Quoi, monsieur le Comte, madame D.... vous a parlé?...

— Oui, d'un coup de tête de ce pauvre Firmin.... un joli sujet, ma foi.... Je l'ai déjà recommandé plus d'une fois à M. Veron, et je le ferais encore d'autant plus volontiers qu'il est, m'a-t-on dit, votre parent. »

« Je vis alors ce que le messager entendait par le mot communication qui m'avait tant blessé la veille : ma camarade s'était faite l'interprète officieuse de mon embarras; la négociation était commencée, et je reconnaissais que mon amie avait apporté dans son entremise une adresse extrême : rien de plus ingénieux que l'idée de ma parenté avec Firmin.

— Le pauvre jeune homme, répondis-je en baissant les yeux, n'est plus à même de profiter de vos bontés, monsieur le comte.... Vous savez qu'il s'est engagé.

— Eh bien ! sans doute, il a fait là une grande sottise ; cependant la faute n'est pas précisément irréparable.

— Vous pensez, M. le général, qu'il serait possible ?....

— Tout est possible en s'aidant un peu.... D'ailleurs, Firmin, qui peut être bientôt un excellent danseur, ne fera jamais, je le parie, qu'un mauvais cavalier : je promets, mademoiselle, de m'employer à le faire réformer ; son colonel m'a quelques obligations ; j'espère un peu qu'il se les rappellera... Je crois que nous pouvons espérer.... Adieu, belle Eveline, continua le comte en prenant ma main qu'il baisa ; tranquillisez-vous ; les larmes ne doivent pas obscurcir de si beaux yeux, et les traces du chagrin ne doivent jamais altérer de si jolis traits.... Encore une fois, il y a beaucoup d'espoir; mais, je le répète, il faut s'aider un peu.

« Il y avait dans ces dernières paroles une intention à laquelle je ne pouvais me méprendre; mais j'étais résignée. Le lendemain un domestique à cheval m'apporta un billet conçu en ces termes :

« Le lieutenant-général comte de *** met « ses hommages aux pieds de mademoiselle « Evéline B... ; il a de bonnes nouvelles à lui « porter; mais, absorbé tous ces jours-ci par « des affaires de haute importance, il ne peut « avoir l'honneur de voir mademoiselle Evéline « que chez elle, ce soir entre onze heures et mi- « nuit : l'absence d'une réponse équivaudra à « l'acceptation de l'entrevue.

« Je ne répondis point . . . .

. . . .

« Le lendemain, le général déjeuna chez moi; le congé de réforme de mon prétendu cousin était sur ma cheminée. Ma mère, qui avait fait semblant de ne rien voir depuis la veille, me fit dire, qu'ayant mal dormi, elle allait se reposer encore quelques heures, et que je ne l'attendisse pas pour déjeuner. La bonne dame se félicitait sans doute; à son avis, j'abordais le bon chemin : elle dut moins regretter la conquête de l'ambassadeur.

« Vers midi, le comte me quitta; il était à peine dans mon antichambre, lorsque, m'étant approchée de ma toilette, je vis un, deux, trois billets de 1,000 francs parmi mes papillotes... Je m'élançai à travers mon appartement, et joignis le comte au sommet de l'escalier...

— Général! un mot, lui dis-je en l'arrêtant par la basque de son habit; veuillez rentrer un moment.

— Volontiers, belle Eveline, répondit-il en me prenant la main en introducteur versé dans l'étiquette.

— Vous avez oublié ceci, continuai-je en présentant les trois billets de 1,000 francs au comte lorsqu'il fut rentré dans ma chambre.

— Du tout, ma toute adorable, ce sont les

épingles de notre petite convention d'hier au soir.

— Général, je trouve ces épingles-là trop piquantes... « N'est-ce pas que le mot est joli, » ajouta la narratrice en riant... Puis elle poursuivit.

« Le généreux militaire repoussait toujours les 3,000 francs ; mais je persistais à les lui rendre... Je finis par me fâcher sérieusement.

— Monsieur, m'écriai-je d'un accent animé, ce n'est pas un marché que j'ai fait avec vous, c'est un échange... Je vous ai donné ma personne pour celle de mon cousin... non, c'est de mon amant que je voulais dire...

— Je le savais...

— Eh bien ! dans cet échange, il est injurieux, très injurieux, monsieur le comte, de m'offrir du retour...

— Charmant... dit le général à travers un grand éclat de rire. Puis, il m'appliqua un gros baiser, et jetant de nouveau les billets sur ma toilette il me cria, en s'enfuyant : là, j'espère que maintenant ces chiffons vous *sont* bien acquis.... ce que je viens de vous prendre vaut le double.

« J'appelai à diverses reprises le général; il était déjà loin.

« Ah! mon Dieu qu'allais-je faire, me dis-je tout haut dès qu'il fut parti... Ces mille écus, c'est juste la somme que Firmin a prise à son oncle... s'il ne la lui restituait pas, il ne pourrait reparaître à Paris, et peut-être serait-il déshérité... Courons au passage de l'Ancre; n'attendons pas que ma mère se lève et vienne me demander compte du prix de mon dés..... N'importe, c'était pour lui... vite une bonne action jetée là-dessus.

« L'oncle de Firmin était étendu sur une chaise longue, dévoré de goutte et pleurant encore ses mille écus; sa femme de ménage annonça une jeune dame très élégante.

— Qu'est-ce qu'elle veut cette dame élégante?...Encore quelque débiteur retardataire qui m'envoie cette mijaurée pour tâcher de m'attendrir... Ah bien oui!... Je suis féroce comme un tigre... une goutte de tous les diables... et puis ce fripon de Firmin... faites entrer... J'entrai.

— Monsieur, je viens...

— Parbleu, je le vois bien que vous venez.

— M. votre neveu...

— Est un pendard, un gibier de potence.

— Il m'a chargée...

— De venir m'amadouer, n'est-ce pas ?... Inflexible... Je le déshérite et l'envoie devant la cour d'assises dès qu'on l'aura pris.

— Monsieur, je vous apporte trois mille francs, criai-je au malin vieillard avec impatience... Si je m'étais attendue à une telle réception, j'aurais attaché les billets que voici sur ma poitrine.

« L'escompteur alongea sa main amaigrie.

— Un instant, repris-je en retenant les trois mille francs : ils ne vous échapperont pas ; mais il faut m'écouter.

— Parlez, madame, répliqua le vieillard d'une voix adoucie. Marianne, un fauteuil.

— Merci... M. votre neveu venait de recevoir cette somme ; il vous l'apportait, lorsqu'il rencontra sur le boulevard un grand homme brun... moustaches... cravate noire... un air crâne... L'inconnu l'aborda et lui dit : « Je vous connais bien, monsieur Firmin : vous êtes un joli danseur, un sujet distingué... mais vous avez pour oncle un vieux ladre, un fesse-mathieu.

— Comment! ce coquin là disait...

— Laissez-moi donc finir... un ladre, un fesse-mathieu, qui prête à la petite semaine... Il a volé peut-être dix mille francs à mon père en intérêts usuraires... et c'est pour cela que le pauvre cher homme a fait faillite et est mort insolvable.

— J'espère que mon neveu, qui est homme de courage...

— Votre brave neveu a donné un soufflet au grand homme brun; ils sont allés se battre à Vincennes..... son adversaire a été tué, et M. Firmin s'est éloigné de Paris pour se soustraire aux recherches de la famille... Le pauvre garçon n'avait que bien peu d'argent; et voyez la délicatesse... il a fait passer chez moi, par des mains sûres, cette somme de trois mille francs, sans en détacher un centime, et m'a chargée de vous l'apporter... Voilà, monsieur, ce pendard, ce gibier de potence, que vous alliez déshériter et faire jeter dans un cachot... Un jeune homme qui expose ses jours pour venger votre honneur outragé...

— Eh! ma belle petite dame, est-ce que je pouvais savoir...Ce pauvre garçon, aller se battre... Mais c'est superbe!.. Écrivez-lui, je vous prie : dites-lui bien qu'il sera mon légataire universel.... Voyez, voyez pourtant comme on est injuste sans le savoir... vous m'apportez donc les mille écus ?

« Je les mis sur la table du vieux ladre.

— Un instant, un instant, je ne veux pas qu'il soit dit que mon neveu, en s'expatriant peut-être pour moi, manque du nécessaire... Tenez, madame, voilà cinquante francs, que je vous supplie de lui faire tenir, avec ma bénédiction... Pauvre enfant, va!... Et moi qui le maudissais, qui avais mis toutes les patrouilles grises à ses trousses.... Je vais contremander ces recherches-là.... Je dirai à tout venant que mon neveu Firmin est le plus brave, le plus honnête garçon de Paris.... Je suis homme à faire afficher cela, tel que vous me voyez ; je suis un peu vif, un peu butor quand je crois qu'on me trompe... mais je me flatte d'être généreux, grand même, dans ma reconnaissance...

« Je souris en se moment.... je songeais à la reconnaissance dont le gage pesait si peu dans ma main... je quittai promptement ce fanfaron de gratitude, et je courus à la voiture de Melun.

« Comment, madame, dit la narratrice par forme de réflexion, comment trouvez-vous le moyen imaginé pour dire à l'usurier de bonnes grosses vérités, en justifiant son neveu...? Vrai, il me vient parfois de gentilles idées... Quand je ne serai plus d'âge à faire des battemens et des pirouettes, je composerai des romans.

« Le jour suivant, Firmin avait dépouillé l'uniforme, rasé ses moustaches naissantes, et fait sa paix, grâce à mon entremise, avec monsieur le directeur de l'Opéra... Il faisait sa rentrée dans la *Sylphide* ; mais cette fois le ressort de la gloire ne fléchit pas.

« Firmin fut plus tendre que jamais ; le pauvre jeune homme ne savait comment me témoigner sa reconnaissance...Mais la mienne était une sorte de fardeau pour moi : j'avais toujours sur la conscience les trois mille francs du général. Je le rencontrais maintenant fort souvent au foyer, et je voyais bien qu'il ne dépendait que de moi de m'acquitter... D'ailleurs, il faut bien vous l'avouer, je venais d'être atteinte d'une épidémie qui règne depuis un temps immémorial à l'Opéra : l'envie m'avait gagnée, et je brûlais de détrôner la sultane favorite du pacha brodé... Depuis mon retour de Melun, je revenais, à tout instant, auprès du général, sur l'humiliation que me causait, lui disais-je, le don de ses trois mille francs.

— Qui vous empêche, me répondit-il enfin, de les recevoir comme arrhes d'un nouveau traité ?

— Oui; mais, répliquai-je vivement, j'exigerais le monopole...

— Et Firmin ?

— Et madame la comtesse?

— C'est juste... partie égale... et du reste...

— Toute à vous général...

— Ce soir le contrat.

— Mon notaire de damas jaune sera là... et je m'élançai en scène. »

« Ceci se passait il y a environ trois mois; ma reconnaissance, à laquelle le comte a bien acquis d'autres droits, commence pourtant à s'attiédir, et j'aime toujours Firmin avec ardeur. Vous concevez maintenant ma situation : Je suis à Bordeaux pour le général, pour ma mère, qui ne doivent pas connaître le résultat de l'accident arrivé à la gloire... Mais je reste à Paris pour mon cher Firmin. Toutefois, comme il joue toujours, je crains d'être trop accessible aux demandes réitérées qu'il pourrait me faire : c'est pour cela que je vous ai donné mon argent à garder. Quand je vous en demanderai, soyez difficile à desserrer les cordons du sac ; ne vous contentez pas de raisons spécieuses : ce sera me rendre service et à Firmin aussi. »

Trois semaines après ce récit, Eveline accoucha d'un joli petit garçon, que nous mîmes en nourrice à Bagnolet : la jeune sylphide et le génie de l'air étaient enchantés d'avoir créé un si bel enfant dans l'empyrée de l'Opéra. Firmin était si content de sa paternité qu'il ne jouait plus à la roulette... il passait son temps à jouer au papa. Un dimanche matin mademoiselle B... l'attendait pour aller à Bagnolet ; il n'était pas venu la veille ; elle craignait quelque renaissante velléité joueuse... Vers midi le danseur entra chez ma pensionnaire, rayonnant de joie... son oncle était mort la surveille ; il lui laissait cent vingt mille francs.

« Voilà le portefeuille, ajouta Firmin en le tirant de sa poche : tout est là, sauf le mobilier... Je ne veux pas que ceci couche une seule nuit chez moi... le diable pourrait me tenter. Garde ce trésor, Eveline : c'est notre bien commun... Et dans huit jours un bon mariage...

— Ecoute-moi, Firmin, interrompit gravement Eveline... voilà six mille livres de revenu ; demain, si tu veux m'en croire, nous achèterons des rentes au nom de notre petit Charles, et tu en toucheras les arrérages. Mais nous lui ferons nommer un curateur par un conseil de famille, et les cent vingt mille francs seront inaliénables, au moins jusqu'à la majorité de notre fils.

— A quoi bon, chère Eveline, répondit le danseur, la curatrice ce sera toi, puisque nous nous marions.

— Laisse-moi finir, mon ami... Sais-tu comment ton engagement au sixième régiment de chasseurs a été annulé? comment les trois mille francs de ton oncle lui ont été rendus?

— Sans doute je sais tout cela : est-ce qu'il y a des secrets à l'Opéra...

— Du moins il y a parfois de la délicatesse, reprit noblement ma cliente... Je ne serai point ta femme... je ne veux pas que tu puisses me reprocher un jour le sacrifice que j'ai fait pour toi... Un temps viendrait où le motif secret serait oublié; tu ne te rappellerais plus que la faute... Firmin, restons amans. »

Tout ce que le jeune homme put dire à sa maîtresse pour la déterminer à le suivre à l'autel demeura sans pouvoir sur sa volonté... l'enfant de la gloire fut enrichi; mais il ne fut point adopté par l'hymen... Ma danseuse tenait à prouver qu'il existe encore des scrupules à l'Opéra.

CONCLUSION.

J'AI tout dit ; ma tâche est remplie ; je dépose la plume : mes bons lecteurs, fermez le guichet...

Ce livre n'a point été écrit pour faire flotter une nouveauté de plus sur le torrent capricieux de la vogue ; je sais que, par le temps qui court, les succès littéraires sont bien passagers. Mais les vérités, ramassées à la hâte dans les publications éphémères, s'attachent à la mémoire et s'y gravent. J'ai la confiance de croire que j'aurai été utile à mon sexe, en lui montrant, sous diverses formes, l'amorce qui lui est si souvent jetée dans la vie. J'aurai pu servir encore à le mettre en défiance de ses propres penchans, si suaves au début, si amers dans leurs conséquences. Enfin, en dépouillant le mystère de ma propre vie, j'ai prouvé aux jeunes personnes trop confiantes que les tendresses les plus vives, les plus prodigues de protestations, ne sont souvent qu'un jeu subtil, un calcul perfide de la cupidité. Dans notre siècle progressif, on ne se borne plus à spéculer sur les apports du mariage; on trafique aussi des faiblesses de l'amour; et dans ce dernier genre de commerce, le triste résidu des non-valeurs, des faillites, de la bonne foi comme de la fidélité, est toujours pour les pauvres femmes... Mon but sera rempli si je puis les avoir armées de quelques précautions...

FIN DU SECOND ET DERNIER VOLUME.

www.ingramcontent.com/pod-product-compliance
Ingram Content Group UK Ltd.
Pitfield, Milton Keynes, MK11 3LW, UK
UKHW020127220726
13923UKWH00001B/41